Neurotraumatologie

Mit freundlicher Empfehlung
überreicht durch

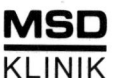
KLINIK

Neuro-
traumatologie

Herausgeber:
W. Grote und H.-E. Clar

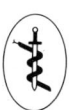

W. Zuckschwerdt Verlag München · Bern · Wien
1984

Geschützte Warennamen (Warenzeichen) werden nicht immer kenntlich gemacht. Aus dem Fehlen eines solchen Hinweises kann nicht geschlossen werden, daß es sich um einen freien Warennamen handelt.

Alle Rechte, insbesondere das Recht der Vervielfältigung und Verbreitung sowie der Übersetzung, vorbehalten. Kein Teil des Werkes darf in irgendeiner Form (durch Fotokopie, Mikrofilm oder ein anderes Verfahren) ohne schriftliche Genehmigung des Verlages reproduziert werden.

© Copyright 1984 by W. Zuckschwerdt Verlag GmbH, Kronwinkler Straße 24, D-8000 München 60.
Printed in Germany by Stelzl-Druck, München.

ISBN 3-88603-092-X

Inhalt

Autorenverzeichnis VII

Vorwort IX

Gerhard, L. und Reinhardt, V. (Essen): Neuropathologische Befunde beim Trauma des ZNS 1
Bettag, W. (Duisburg): Erstuntersuchung und Versorgung des Schädel-Hirn-Traumas 12
Schmit-Neuerburg, K. P. (Essen): Dringlichkeit der Versorgung Polytraumatisierter 17
Brenner, A. und Joka, Th. (Essen): Ergebnisse nach Polytrauma 24
Schettler, D. (Essen): Plastisch-rekonstruktive Versorgung von Kiefer-Gesichts-Verletzten 27
Grote, W. (Essen): Offene Schädel-Hirn-Verletzungen 37
Lamers, B. und Castro, W. (Essen): Ergebnisse bei offenen Schädel-Hirn-Traumen 44
Clar, H. E. (Essen): Gedeckte Schädel-Hirn-Traumen 47
Jamjoom, Z. B. (Essen): Ergebnisse bei gedeckten Schädel-Hirn-Traumen 55
Mehdorn, H. M. (Essen): Intrakranielle Blutungen 60
Kalff, R. (Essen): Ergebnisse bei intrakraniellen Blutungen 68
Bock, W. J. (Düsseldorf): Intensivmedizinische Probleme beim Schädel-Hirn-Trauma 72
Nau, H.-E. (Essen): Neuromonitoring in der Neurochirurgie – Was heißt es und unter welcher Zielsetzung wird es betrieben? 82
Pohlen, G. (Essen): Beatmung neurochirurgischer Patienten 88
Wüllenweber, R. (Bonn): Komplikationen bei Schädel-Hirn-Traumen 95
Brandt, F. (Essen): Ergebnisse der Behandlung von Komplikationen nach Schädel-Hirn-Traumen 101
Gobiet, W. (Oldendorf): Rehabilitation nach Schädel-Hirn-Traumen 104
Frowein, R. A. und Richard, K. E. (Köln): Langzeitergebnisse nach schweren Schädel-Hirn-Traumen 110
Wiedemayer, H. (Essen): Ergebnisse nach schweren Schädel-Hirn-Traumen im Kindes- und Jugendalter 119

Eggers, Ch. und Jansen, H.-Th. (Essen): Kinder- und jugendpsychiatrische
   Aspekte des Schädel-Hirn-Traumas 125
Bongartz, E. B. und Roosen, C. (Amsterdam): Hirntod oder Hirnstammtod? ... 135
Roosen, C. (Essen): Indikation zur operativen Therapie nach spinalem Trauma .. 141
Bötel, U. (Bochum): Rehabilitation nach spinalem Trauma 150
Rauhut, F. (Essen): Spätergebnisse nach chirurgischer Behandlung zervikaler
   Traumen 158
Liesegang, J. (Karlsruhe): Traumatologie peripherer Nerven 163
Nahser, H. C. (Essen): Ergebnisse nach Nervenverletzungen 169

Autorenverzeichnis

Prof. Dr. W. Bettag, Direktor der Neurochirurgischen Klinik, Städt. Kliniken Duisburg, Kalkweg, 4100 Duisburg

Prof. Dr. W. J. Bock, Direktor der Neurochirurgischen Univ.-Klinik, Moorenstr. 5, 4000 Düsseldorf

Dr. U. Bötel, Leitender Arzt der Abteilung für Rückenmarksverletzte, Chirurgische Univ.-Klinik der Berufsgenossenschaftlichen Krankenanstalten »Bergmannsheil« (Direktor: Prof. Dr. G. Muhr), 4630 Bochum

Dr. E. B. Bongartz, Leitender Arzt der Abteilung für Neurochirurgie, Slootervaart Ziekenhuis, Amsterdam

Dr. F. Brandt, Neurochirurgische Klinik, Univ.-Klinikum Essen

Dr. A. Brenner, Neurochirurgische Klinik, Univ.-Klinikum Essen

Dr. W. Castro, Neurochirurgische Klinik, Univ.-Klinikum Essen

Prof. Dr. H. E. Clar, Neurochirurgische Klinik, Univ.-Klinikum Essen

Prof. Dr. Ch. Eggers, Direktor der Klinik für Kinder- und Jugendpsychiatrie an der Rheinischen Landes- und Hochschulklinik, Hufelandstr. 55, 4300 Essen

Prof. Dr. R. A. Frowein, Direktor der Neurochirurgischen Univ.-Klinik, Joseph-Stelzmann-Str. 9, 5000 Köln

Prof. Dr. L. Gerhard, Direktorin des Instituts für Neuropathologie, Univ.-Klinikum Essen, Hufelandstr. 55, 4300 Essen

Dr. W. Gobiet, Leitender Arzt der Rehabilitationsabteilung, Neurologische Klinik, 3253 Hessisch-Oldendorf

Prof. Dr. W. Grote, Direktor der Neurochirurgischen Klinik, Univ.-Klinikum Essen, Hufelandstr. 55, 4300 Essen

Dr. Z. B. Jamjoom, Neurochirurgische Klinik, Univ.-Klinikum Essen

Dr. H.-Th. Jansen, Kinder- und Jugendpsychiatrische Klinik, Rheinische Landes- und Hochschulklinik, Hufelandstr. 55, 4300 Essen

Dr. Th. Joka, Unfallchirurgische Klinik, Univ.-Klinikum Essen

Dr. R. Kalff, Neurochirurgische Klinik, Univ.-Klinikum Essen

Dr. B. Lamers, Neurochirurgische Klinik, Univ.-Klinikum Essen

Priv.-Doz. Dr. J. Liesegang, Direktor der Neurochirurgischen Klinik, Städt. Kliniken, Moltkestraße, 7500 Karlsruhe

Dr. H. M. Mehdorn, Neurochirurgische Klinik, Univ.-Klinikum Essen

Dr. H. C. Nahser, Neurochirurgische Klinik, Univ.-Klinikum Essen

Priv.-Doz. Dr. H. E. Nau, Neurochirurgische Klinik, Univ.-Klinikum Essen

Dr. G. Pohlen, Abteilung für Anästhesiologie, Univ.-Klinikum Essen

Dr. F. Rauhut, Neurochirurgische Klinik, Univ.-Klinikum Essen

Dr. V. Reinhardt, Institut für Neuropathologie, Univ.-Klinikum Essen

Prof. Dr. C. Roosen, Neurochirurgische Klinik, Univ.-Klinikum Essen

Prof. Dr. Dr. D. Schettler, Direktor der Klinik für Kiefer- und Gesichtschirurgie, Univ.-Klinikum Essen, Hufelandstr. 55, 4300 Essen

Prof. Dr. K. P. Schmit-Neuerburg, Direktor der Abteilung für Unfallchirurgie, Univ.-Klinikum Essen, Hufelandstr. 55, 4300 Essen

Dr. H. Wiedemayer, Neurochirurgische Klinik, Univ.-Klinikum Essen

Prof. Dr. R. Wüllenweber, Direktor der Neurochirurgischen Klinik, 5300 Bonn-Venusberg

Vorwort

Der Themenkreis »Neurotraumatologie« ist ein Kernstück täglichen neurochirurgischen Handelns. Die damit insgesamt verbundenen Probleme sind sehr vielfältig und erfordern neben der rein neurochirurgischen Tätigkeit die besondere Mithilfe anderer Fachdisziplinen, sowohl in der Akutversorgung der Verletzungen als auch in der sich anschließenden Nachsorge derer, die mit unterschiedlichen Defekten sogenannter rehabilitierender Maßnahmen bedürfen.

Die Einladung zu einem Symposion zum Thema »Neurotraumatologie« erfolgte anläßlich des 15jährigen Bestehens der Neurochirurgischen Universitätsklinik Essen.

Über die Darstellung des derzeitigen allgemeinen Wissensstandes hinaus wurden die eigenen Behandlungsergebnisse und die daraus sich ergebenden Erfahrungen mitgeteilt.

Die einzelnen Beiträge dokumentieren das intensive Bemühen aller Vortragenden über allgemeine und spezielle Informationen hinaus, die Versorgung von Verletzungen des zentralen und peripheren Nervensystems weiter zu verbessern, was durch eine lebhafte Diskussion zu den einzelnen Problemkreisen unterstützt wurde. Daraus ergaben sich viele Anregungen für die zukünftige Arbeit.

Essen, 2. 5. 1984   *W. Grote*

Neuropathologische Befunde beim Trauma des ZNS

L. Gerhard und V. Reinhardt

Das Schädel-Hirn-Trauma ist die am längsten bekannte, mit bloßem Auge wahrnehmbare Schädigung des zentralen Nervensystems und läßt sich nach Beschreibung und Therapie bis in prähistorische Zeiten zurückverfolgen. Dennoch bieten Klinik und Morphologie noch heute zahlreiche ungelöste Probleme, die infolge der deutlich besseren Überlebenschancen auch Schwerverletzter durch die Fortschritte der Therapie teilweise neue, zusätzliche Akzente erhalten haben. Die qualitative und quantitative Bedeutung der wachsenden Zahl von Unfällen mit Schädel-Hirn-Traumen in der Gesamtbevölkerung – insbesondere beim Straßenverkehr – braucht hier nicht mehr unterstrichen zu werden.

Versucht man die Fülle unterschiedlicher morphologischer Veränderungen beim Schädel-Hirn-Trauma zunächst auf die ihnen zugrundeliegenden pathogenetischen Faktoren und die hiervon betroffenen Gewebselemente zurück-

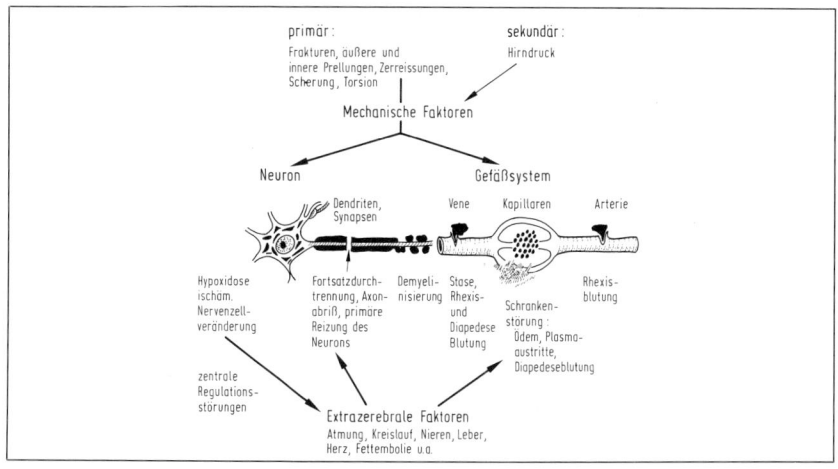

Abbildung 1. Pathogenese der Hirngewebsschäden beim Trauma.

zuführen, so läßt sich die ganz überwiegende Zahl der Befunde auf zwei morphologische bzw. physiologische Funktionseinheiten konzentrieren. Es sind dies das Neuron mit Zellkörper und sämtlichen Fortsätzen sowie das Gefäßsystem mit Kapillaren, Venen und Arterien. Bei der Blut-Hirn-Schranke darf ferner die Beteiligung der Astrozyten nicht vergessen werden. Das Schema (Abbildung 1) zeigt die verschiedenen Läsionsstellen an Neuron und Gefäßsystem auf. Es soll darüber hinaus verdeutlichen, daß eine statische Betrachtung der morphologischen Befunde wenig sinnvoll ist, da es sich um ein dynamisches Geschehen mit zahlreichen ineinandergeschalteten Reaktions- bzw. Regulationssystemen handelt. So bringt der nach traumatischen Einwirkungen auf das Hirngewebe meist rasch einsetzende Hirndruck (Ödem, Blutung) eine Verstärkung oder zusätzliche mechanische Einwirkungsfaktoren mit sich. Da diese häufig identische Prädilektionsstellen wie die Primärschädigung aufweisen, sind sie von diesen aufgrund des morphologischen Bildes kaum oder gar nicht zu unterscheiden. Im Zusammenspiel der Reaktionen dürfen daneben die zentralen Regulationsstörungen mit ihrem Einfluß auf die extrazerebralen Organe und Funktionssysteme nicht vergessen werden, während der ständige Einfluß dieser extrazerebralen Faktoren auf die zerebralen Veränderungen selbst in den Circulus vitiosus miteinbezogen werden muß. Eine solche Betrachtungsweise ermöglicht auch eine optimale Korrelation klinischer und morphologischer Befunde bei oft wechselnden klinischen Befunden.

Zunächst sollen einige Beispiele akuter vaskulärer Schädigungen des Hirngewebes gezeigt werden. Diffuse, dem Venen- und Kapillarverlauf folgende Markblutungen (Abbildung 2a) können bereits nach 24 Stunden einen Umfang erreichen, der die ausgelöste Raumforderung verständlich macht. Von besonderer Bedeutung sind diese vaskulären Schäden jedoch dort, wo sie an Prädilektionsstellen häufig, ja regelmäßig auftreten und Gebiete mit besonderen physiologischen Funktionsmechanismen betreffen. Hierzu rechnet insbesondere der Hypothalamus (Abbildung 2b), der sowohl durch primäre traumatische Einwirkungen als auch über Sekundärschäden (Hirndruck) häufig beteiligt ist. Hierin sind auch Läsionen der Corpora mamillaria einbezogen. Da Uncus und Hippocampus neben dem Septum zu den Vorzugslokalisationen bei den sog. inneren Prellungsherden zählen, kommt es nicht selten zu Mehrfachläsionen des limbischen Systems, deren Bedeutung für das klinische Bild der Folgezustände unterstrichen werden sollte. Die periventrikulären hypothalamischen Schäden unter Einschluß des Bodens des III. Ventrikels und des Hypophysenstiels betreffen Gebiete vitaler endokriner Regulationssysteme, aber auch Regionen mit vegetativ-psychischen Funktionen. Selbst scheinbar diskreten, nur mikroskopisch erkennbaren Läsionen muß daher in der akuten Phase eine funktionelle Bedeutung zuerkannt werden. Abbildung 2c zeigt eine Arterie 3 Wochen nach einem Trauma, das als Commotio interpretiert wurde. Die Hämosiderose um zahlreiche Gefäße

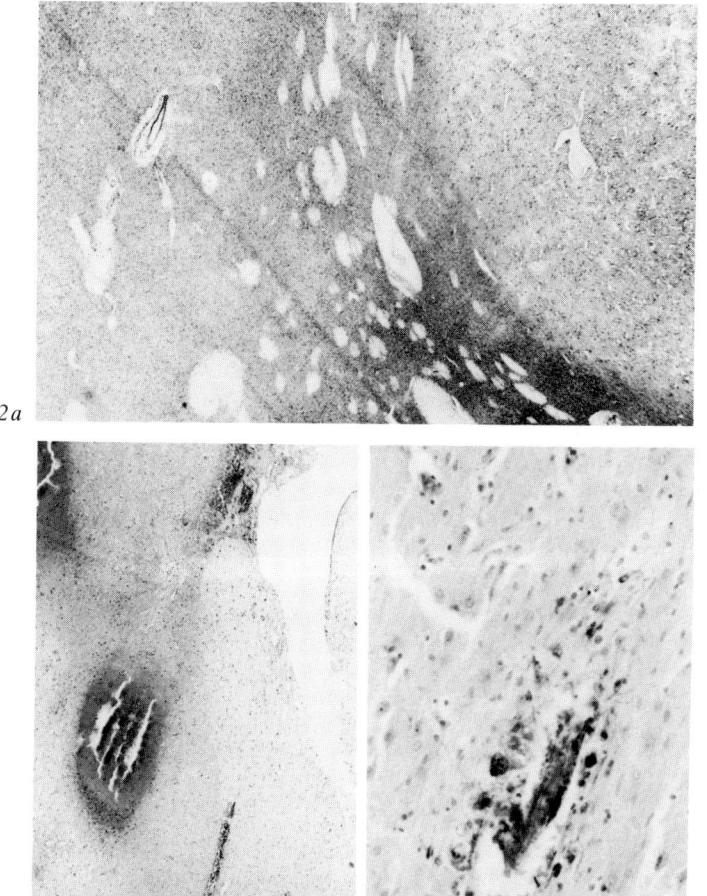

Abbildung 2.
a) Frische disseminierte perivaskuläre Markblutungen. 24 Stunden nach Schädel-Hirn-Trauma.
  ♀ 35 J. (S 32/78); El. v. G. 22×.
b) Frische perivaskuläre und periventrikuläre Blutungen im Hypothalamus einschließlich Corpora mamillaria. 24 Stunden nach SHT.
  ♂ 48 J. (S 120/76); H.E.
c) Perivaskuläre Hämosiderinablagerungen 3 Wochen nach Blutungen bei SHT in Hypothalamus und Gyrus parahippocampus. Suizid.
  ♂ 36 J. (S 378/80); Turnbullblau, 175×.

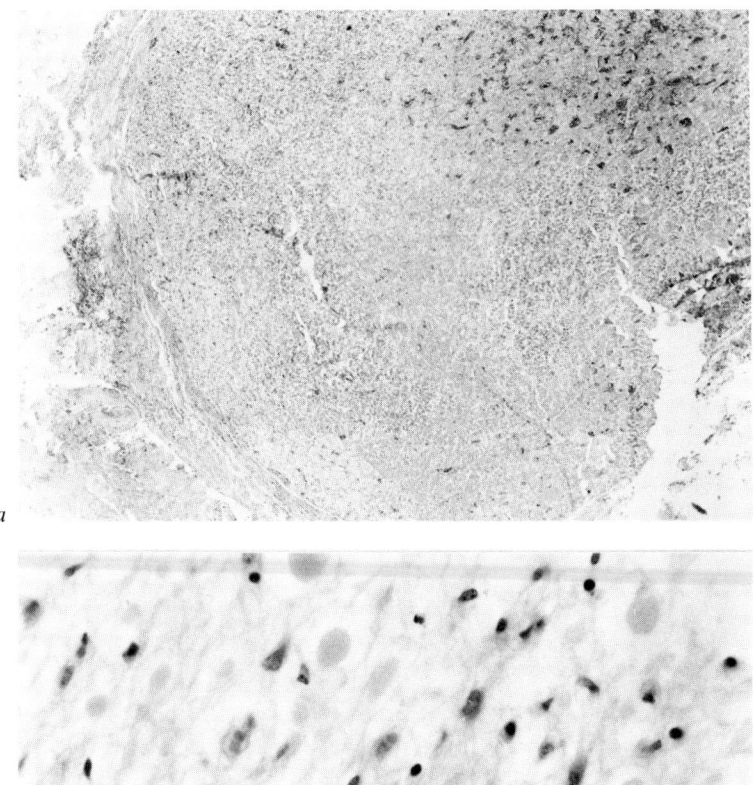

Abbildung 3.
a) Ausgedehnte Nekrose des Hypophysenvorderlappens. 5 Tage nach SHT bei ausgeprägtem allgemeinen Hirndruck.
♀ 24 J. (S 363/80); H.E. 28× (– Nekrosegrenze).
b) Axonschwellungen im Hypothalamus (–) bei erhaltenen Nervenzellen (x). 14 Tage nach SHT.
♂ 72 J. (S 230/80); H.E. 437×.

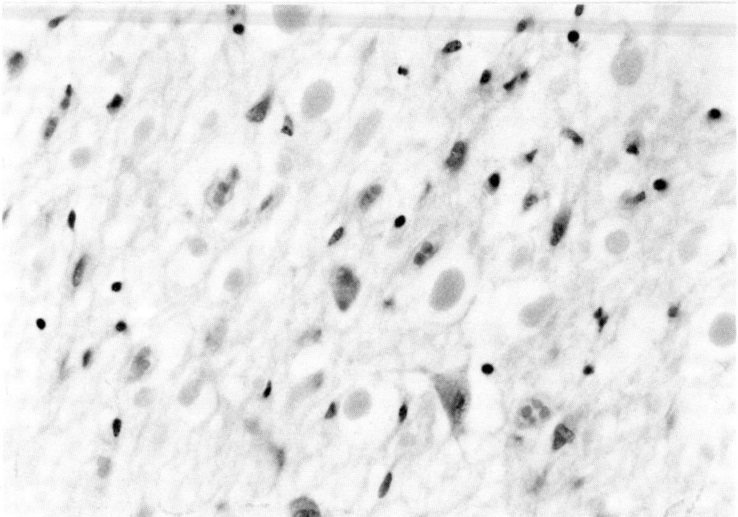

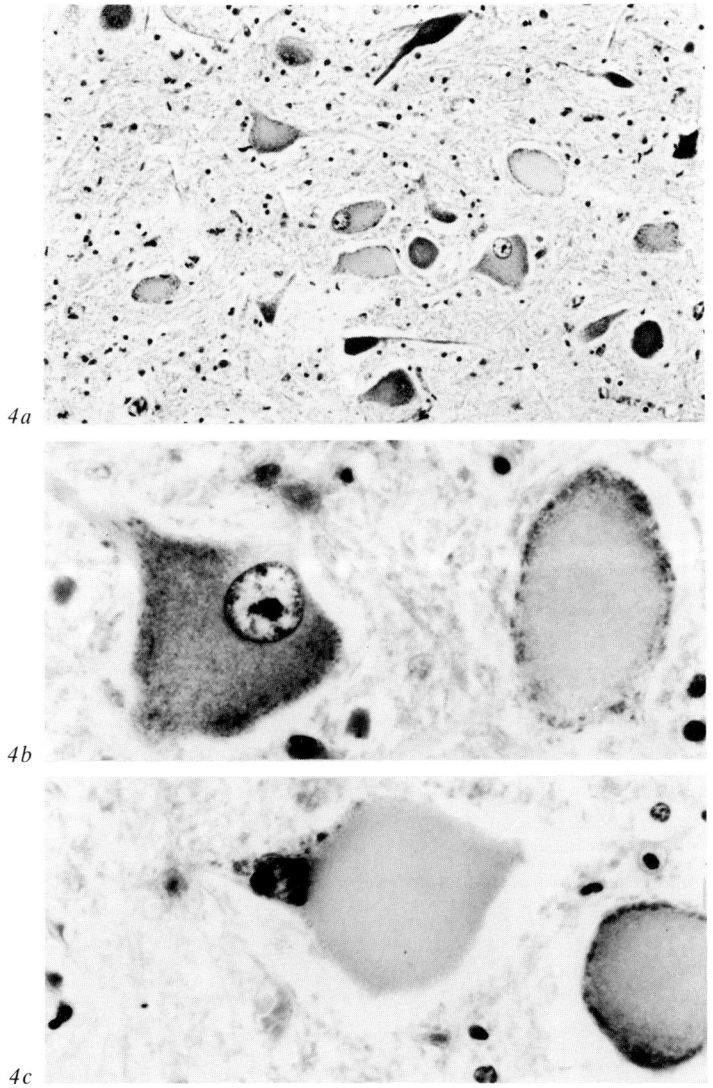

Abbildung 4.
Hypoglossuskern mit Nervenzellen, die fast alle Stadien der primären Reizung bei Wurzelausriß aufweisen. 6 Wochen nach SHT bei apallischem Syndrom nach primärem Hirnstammtrauma bei Sturz aus großer Höhe.
♂ 24 J. (S 308/83); H.E. a) 175×, b) und c) 700×.

in Hypothalamus, Uncus, Hippocampus und Temporalpolen belegt jedoch die unmittelbare traumatische Einwirkung auf das Hirngewebe. Ein posttraumatisch nicht erkanntes depressives Psychosyndrom führte zum Suizid 3 Wochen nach diesem scheinbar leichten Trauma.

Die Aufzählung der Schädigung endokriner Regulationssysteme wäre unvollständig ohne die Erwähnung von Hypophysenvorder- und -hinterlappen. Häufiger als angenommen kommt es zu Blutungen aus Kapselgefäßen und zu meist druckbedingten ischämischen Nekrosen des Hypophysenvorderlappens (Abbildung 3a). Die Schädigung der Hinterlappenfunktion erfolgt durch Blutungen und Zerreißung in Hypophysenstiel und Hinterlappen-Stiel-Grenze sowie durch hypothalamische Herde mit Zerstörung des Nucleus paraventricularis hypothalami und seiner Bahnen, während der Nucleus supraopticus unmittelbar seltener mitbetroffen zu sein scheint. Die funktionelle Bedeutung dieser Läsionen und ihr möglicher Einfluß auf das klinische Bild sind bis heute nur teilweise beurteilbar.

Während die Schädigung der Nervenzellkörper im Verlauf des Schädel-Hirn-Traumas und seiner Folgezustände durch Hypoxidose mit Untergang des Nervenzellkörpers und Neuronophagie im Vordergrund auch klinischer Erwägungen steht, findet die primäre Schädigung von Fortsätzen (Dendriten, Synapsen, Axone) weniger Beachtung. Die eingehende mikroskopische Untersuchung traumatischer Veränderungen zeigt jedoch, daß mechanische Zerreißungen von Axonen und Teilen von Trakten gar nicht selten sind. Oft kommt es dann sehr rasch nach dem Trauma zur eosinophilen Schwellung der betroffenen Axone (Abbildung 3b), während die im selben Areal befindlichen Nervenzellkörper noch unverändert sind. Axonale primäre Schädigungen entstehen aber auch im Bereich der Hirnnerven. Die betroffenen Nervenzellkörper in den Kernarealen reagieren danach mit einer spezifischen Zytoplasmaveränderung, der primären Reizung. Abbildung 4 zeigt dieses Verhalten an Neuronen des Hypoglossuskernes einer Seite bei Wurzelausriß 6 Wochen nach Schädel-Hirn-Trauma mit nachfolgendem apallischen Syndrom.

Unter den Hirnregionen mit besonderer Prädilektion für traumatische Schäden und gleichzeitig funktionell bedeutenden Bahnen und Neuronenverbänden nimmt das Mittelhirn eine zentrale Stelle ein. Sowohl bei primär-traumatischen Einwirkungen (primäres Hirnstammtrauma) als auch in weit größerer Zahl bei sekundär-traumatischen, druckbedingten Zuständen mit Hirnstammkompression wird dieser Bereich geschädigt. Es kommt zu Schrankenstörungen, Blutungen und Nekrosen wechselnden Umfanges, deren Stellenwert für posttraumatische Dauerschäden teilweise noch umstritten ist. Die Substantia nigra zeigt dabei häufig Ödeme wechselnder Intensität und Dauer, da ihre venöse Abflußsituation als Streifen grauer Substanz zwischen umfangreichen Fasermassen (Pedunculus, N. ruber, Formatio reticularis und Kreuzung der oberen Kleinhirnbindearme) für die venöse Drainage als besonders ungünstig angesehen werden kann. Isolierte hypoxisch-ischämische

Schäden sind dagegen aufgrund der Angioarchitektonik ohne Einbeziehung anderer Mittelhirnareale (Pedunculus, N. ruber etc.) nicht wahrscheinlich. Die Abbildung 5 zeigt eine Zellgruppe der Substantia nigra bei einem 24jährigen Patienten mit primärem Hirnstammtrauma und nachfolgendem apallischen Syndrom. Neben einem chronischen, fokal betonten Ödem finden sich ausgeprägte Zellveränderungen, die als primäre Reizung bei Schädigung der strio-nigralen Verbindungen angesehen werden müssen. Daneben finden sich Zelluntergänge, die durch die Neuromelaninbeladung der Phagozyten bei der Neuronophagie deutlich markiert werden. Während in vielen Fällen Ödemseen, mechanische Zerreißungen und Blutungen größeren Umfanges eine solche Veränderung verständlich machen, lagen im vorliegenden Falle

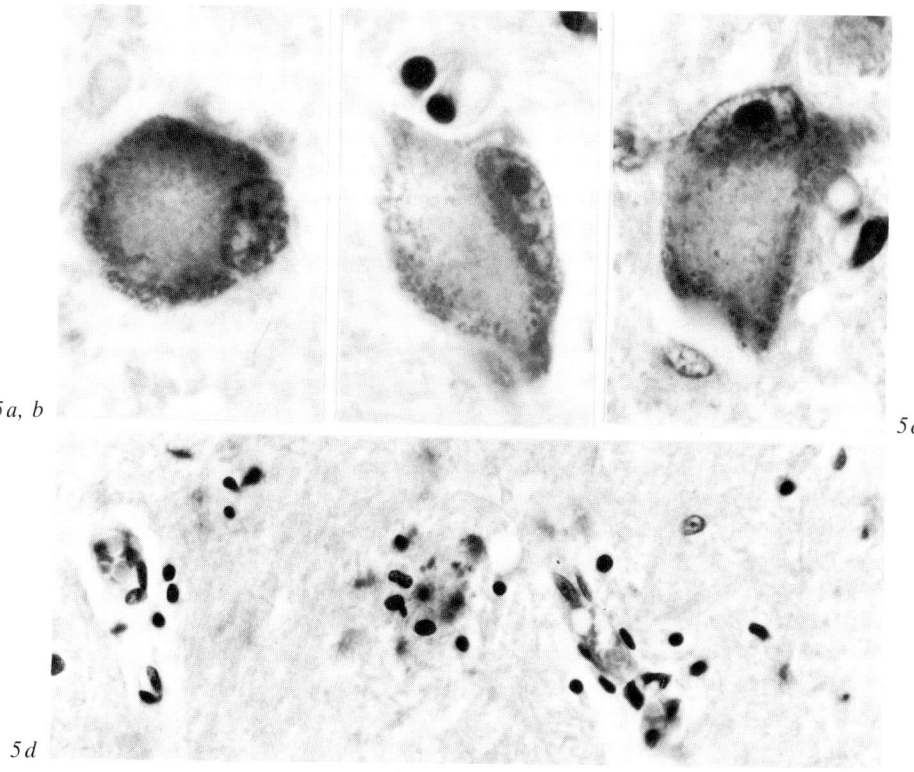

Abbildung 5. Substantia nigra mit chronisch-fokalem Ödem, Axonschäden sowie Nervenzelluntergängen (Neuronophagie Abb. a) und Veränderungen einer primären Reizung (Abb. a–c). 6 Wochen nach SHT bei apallischem Syndrom nach primärem Hirnstammtrauma bei Sturz aus großer Höhe (S 308/83).
H.E. a) bis c) 1120×, d) 437×.

keine makroskopischen Schäden an Mesenzephalon und übrigen Hirnregionen vor. Vielmehr fanden sich mikroskopisch disseminierte Läsionen mit Akzentuierung im kaudalen Hirnstamm. Eisenpigmenthaltige Makrophagen um Gefäße belegen dabei Schrankenstörungen und diffuse perivaskuläre Blutungen in der akuten Phase der Erkrankung. Zellveränderungen und Zelluntergänge wechselnden Ausmaßes kommen dementsprechend an diesem bedeutenden Kern des extrapyramidalen Systems auch ohne gröbere traumatische Veränderungen am zentralen Nervensystem vor. Ihre Bedeutung für klinische Folgezustände – insbesondere für den mit Recht umstrittenen Begriff des »posttraumatischen« Parkinson-Syndroms – ist bisher noch unklar. Disseminierte, nur mikroskopisch faßbare Mittelhirnveränderungen können dagegen auch längeranhaltende Bewußtseinsstörungen erklären.

Das Hirnstammkompressionssyndrom oder das weit seltenere primäre Hirnstammtrauma beziehen regelmäßig auch die Hirngebiete des oberen Brückendrittels mit ein. Zu den charakteristischen Schäden können Blutungen und Nekrosen im Versorgungsbereich der oberen Kleinhirnarterie zählen. Insbe-

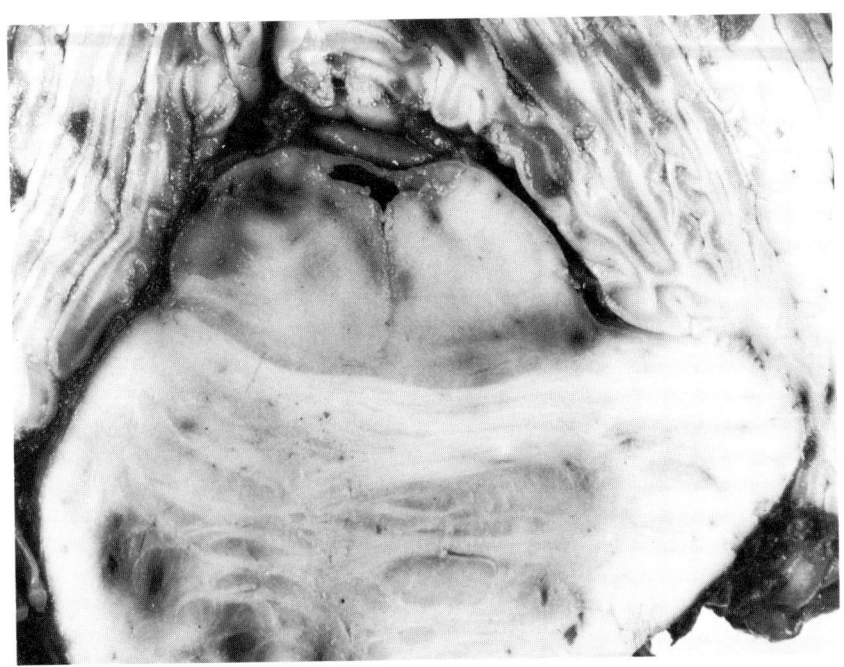

Abbildung 6. Blutungen in Brückenfuß und Brückenhaube unter Einschluß des oberen Kleinhirnbindearmes und des Locus coeruleus beider Seiten (–). 24 Stunden nach SHT.
♂ 52 J. (S 356/80); 2,5×.

sondere dorsale Kleinhirnrindenanteile, der obere Kleinhirnbindearm und die lateralen Anteile der Brückenhaube sind davon sehr häufig betroffen (Abbildung 6). In unmittelbarer Nachbarschaft des oberen Kleinhirnbindearms und reichhaltiger venöser Gefäßversorgung liegt ein weiterer neuromelaninhaltiger Kern, der Locus coeruleus, der sehr häufig in diese traumatischen Hämorrhagien, Ödeme oder Nekrosen einbezogen ist (10). Neuere pharmakologische und neuroanatomische Untersuchungen messen diesem Kerngebiet eine ungewöhnliche Bedeutung zu und vermuten eine Schlüsselfunktion im noradrenergen Stoffwechsel des ZNS und der Gefäßregulation, möglicherweise auch psychischer Funktionen. Seine Erkrankungstendenz bei degenerativen Prozessen (Paralysis agitans, Morbus Alzheimer) kann als gesichert gelten (2). Mikroskopisch finden sich auch beim Schädel-Hirn-Trauma häufig Veränderungen, wie Abbildung 7 belegt. Zellschwellungen und Zelluntergänge, jedoch nur selten ischämische Nervenzellveränderungen unter Einschluß neuronaler Nachbargebiete, fokal betonte Ödeme und venöse Hämorrhagien kommen vor. Da diese Kerngebiete für die noradrenergen Faserendigungen der gesamten Großhirnrinde und des Rückenmarkes als Ursprungsstelle gelten, Verbindungen zum Hypothalamus besitzen sowie über den Vagus auf die kardialen Funktionen Einfluß ausüben sollen, wäre die Kenntnis über akute mögliche Funktionsstörungen im Rahmen des Schädel-Hirn-Traumas von besonderer klinischer Bedeutung. In unserem Falle eines 24jährigen Patienten mit apallischem Syndrom sind Nervenzellveränderungen und Nervenzelluntergänge isoliert auf das Kerngebiet innerhalb der Umgebung beschränkt und können daher nur in Zusammenhang mit der Lokalisation und spezifischen Funktionen dieses Kerns gesehen werden. Über posttraumatische persistierende Defekte des Kernes ist in der Literatur bisher nichts bekannt.
Nach Darstellung der akuten neuronalen und vaskulären Veränderungen muß die Frage nach bleibenden Funktionsausfällen, nach den Dauerschäden gestellt werden. Deren Ausmaß hängt vorzugsweise von der Reversibilität der morphologischen Veränderungen ab. Entgegen früherer Vorstellungen muß man heute für die Fortsätze des Neurons, insbesondere aber für die Synapsen eine nicht unerhebliche Anpassungsfähigkeit (Plastizität) in Abhängigkeit vom Lebensalter unterstellen. Auch partielle Nervenzellausfälle können bis zu einem gewissen Grad kompensiert werden. Demyelinisierungen – vorzugsweise Folgen von Ödem bzw. Schrankenstörung – sind dagegen irreversibel. Allerdings ist auch bei posttraumatischen Demyelinisierungen die persistierende Axonschädigung meist weitaus geringer als der Markscheidenverlust. Auch das Gefäßsystem ist zu beträchtlichen Neuanpassungen in der Lage. Mesenchymale Narbenreaktionen sind dagegen irreversibel und wie in anderen Körperorganen von oft funktionell negativer Bedeutung. So bleibt auch im Hirngewebe eine perivaskuläre Fibrose bestehen. Geschädigte Gefäße wie in Abbildung 2c bleiben für Wochen nach dem Trauma hinsichtlich ihrer Schrankenfunktion leichter störbar als die übrigen unveränderten

Hirngefäße. Diese Feststellung läßt sich auch morphologisch dadurch belegen, daß gar nicht selten bei jenen Patienten, die Wochen nach dem initialen Trauma infolge einer Komplikation einem 2. Hirndruckanstieg erliegen, alle perivaskulären Hämorrhagien ausschließlich oder vorzugsweise im Bereich der vorgeschädigten Gefäße auftreten. Diese Beobachtungen unterstreichen

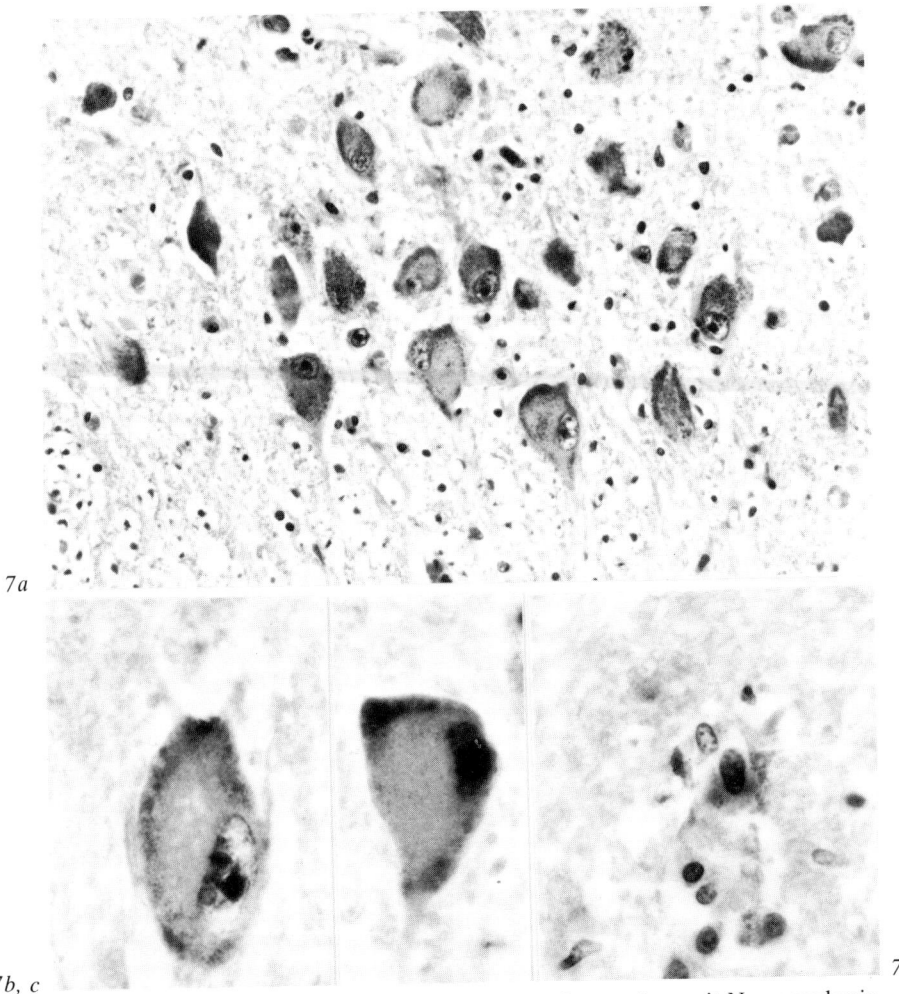

Abbildung 7. Nervenzellschwellungen und Nervenzelluntergänge mit Neuronophagie (Abb. d) 6 Wochen nach SHT bei apallischem Syndrom nach primärem Hirnstammtrauma bei Sturz aus großer Höhe.
♂ 24 J. (S 308/83); H.E. a) 280×, b) bis c) 700×.

die Bedeutung auch aller extrazerebralen Faktoren mit negativem Einfluß auf die Blut-Hirn-Schranke während des Heilungsverlaufs.

An den gezeigten wenigen Beispielen ließen sich entsprechend dem Schema verschiedene Formen neuronaler und vaskulärer Veränderungen im Rahmen des Schädel-Hirn-Traumas aufzeigen. In ihrer Morphologie einschließlich einer späteren gliösen, seltener mesenchymalen Narbenbildung bzw. von Nervenzellausfällen sind sie für das gesamte Gehirn und Rückenmark gültig. Von besonderer Bedeutung waren jedoch die jeweiligen anatomischen Lokalisationen. Hirngebiete mit spezifischen, teilweise vitalen Regulationsfunktionen müssen notwendigerweise gerade in der akuten Phase des Schädel-Hirn-Traumas auch spezifische Auswirkungen auf das klinische Bild haben. Diese Zusammenhänge in Zukunft noch besser zu verstehen und therapeutisch zu erforschen ist die gemeinsame Aufgabe von Klinik, Morphologie und Biochemie.

Literatur

1 Adams, J. H.: The neuropathology of head injuries. In: Vinken and Bruyn, Handbook of Clinical Neurology, vol. 23, pp 35–65 (North-Holland Publ., Amsterdam/Oxford 1975).

2 Gerhard, L.: Pathologische Anatomie verschiedener Demenzformen. In: Fischer, Psychopathologie des Parkinson-Syndroms. 3. Frankfurter Symposion 19. und 20. 2. 1982, S. 47–65 (Editions Roche, 1982).

3 Gerhard, L. und Brölsch, Ch.: Veränderungen am basalen Schläfenlappen und Gyrus hippocampus beim Schädelhirntrauma. Acta Neuropath. *15:* 20–33 (1970).

4 Gerstenbrand, F.: Das traumatische apallische Syndrom (Springer, Wien/New York 1967).

5 Hensell, V.; Gerhard, L. and Brölsch, Ch.: Stroke like lesions after head injury. In: Fusek and Kunc, Present Limits of Neurosurgery, p. 335–337 (Avicenum, Prag 1972).

6 Jellinger, K. und Grisold, W.: Neuropathologie der posttraumatischen Encephalopathie. In: Frydl, 2. Neuropathologisches Symposium im Bezirkskrankenhaus Haar 1982, S. 49–72.

7 Mifka, P.: Posttraumatic psychiatric disturbances. In: Vinken and Bruyn, Handbook of Clinical Neurology, vol. 24, p. 517–574 (1976).

8 Peters, G.: Pathologische Anatomie der Verletzungen des Gehirns und seiner Häute. In: Kessel, Guttmann und Maurer, Neurotraumatologie mit Einschluß der Grenzgebiete, Bd. 1, S. 37–91 (Urban & Schwarzenberg, München/Berlin/Wien 1969).

9 Reinhardt, V. and Gerhard, L.: Age influence on the morphology of the neuromelanincomplex under ontogenetic and phylogenetic aspects. In: Cervós-Navarro and Sarkander, Brain Aging: Neuropathology and Neuropharmacology (Aging vol. 21), pp 97–113 (Raven Press, New York 1983).

10 Reinhardt, V.; Gerhard, L., Nau, H. E. und Nahser, H. C.: Schädelhirntrauma (SHT) im Kindesalter. Neurochirurgia *26:* 177–180 (1983).

11 Strich, S. J.: Cerebral trauma. In: Greenfield's Neuropathology, pp. 327–360, 3rd ed. (Arnold, London 1976).

Erstuntersuchung und Versorgung des Schädel-Hirn-Traumas

W. Bettag

Die Versorgung und Behandlung vornehmlich schwerer Schädel-Hirn-Verletzungen stellt uns alle – trotz der erheblichen Fortschritte – immer wieder vor große Probleme.

In der Bundesrepublik erleiden jährlich über 300000 Personen Kopfverletzungen durch Verkehrs-, Arbeits-, Haus-, Sport- und sonstige Unfälle. Eine Großzahl dieser Verunfallten stirbt unmittelbar an den erlittenen Schädel-Hirn-Verletzungen und eine unübersehbare Menge trägt Dauerschädigungen unterschiedlichen Schweregrades davon. Dieses Heer von Verletzten erfordert, daß man sich mit ihren – im wahrsten Sinne des Wortes – lebenswichtigen Problemen beschäftigt und sich um eine ständige Verbesserung der Behandlungsmöglichkeiten bemüht.

Wir wissen, daß etwa 60% der Unfalltoten ihren Hirnverletzungen erliegen. Bei 14% von diesen ist aber die Aspiration von Blut oder erbrochenem Mageninhalt unmittelbare Todesursache; bei weiteren 26% stellt die Aspiration eine konkurrierende, wesentliche Teilursache des Unfalltodes dar.

Von ausschlaggebender Bedeutung ist es deshalb, daß der erste Helfer allen anderen, die den Verletzten nach ihm zur Behandlung bekommen, einen ganz entscheidenden Faktor voraus hat: nämlich die Zeit, in der meistens noch keine irreversiblen Störungen vorliegen.

Infolgedessen entscheiden die Maßnahmen, die der erste Helfer am Unfallort trifft oder unterläßt, für viele Verletzte nicht nur über Leben oder Tod in der Frühphase, sondern auch über den Erfolg der nachfolgenden Behandlung sowie über das Ausmaß der bleibenden Schäden.

Das Hauptaugenmerk der ärztlichen Hilfe am Unfallort bei schweren Schädel-Hirn-Verletzungen muß, abgesehen von der Bergung der Verletzten und der Blutstillung, zu allererst der Behandlung von Atmung und Kreislauf dienen.

Es steht fest, daß die Atemstörungen u. a. den verhängnisvollsten Faktor des primären Verletzungszustandes darstellen. Dabei muß zwischen peripheren und zentralen Atemstörungen unterschieden werden.

Eine periphere Atembehinderung tritt meist als Folge von Tonusverlusten der Schlund-, Zungen- und Kiefermuskulatur auf, wobei Kiefer- und Zungengrund zurücksinken und zu einer bedrohlichen Verlegung der oberen Atemwege führen. Eine andere Form der peripheren Atemstörung wird durch Aspiration von Blut oder erbrochenem Mageninhalt infolge der Aufhebung des Hustenreflexes ausgelöst.

Die zur Behebung dieser Atemstörungen notwendigen Maßnahmen sind die fixierte Seitenlage, weiterhin Absaugen und Reinigen des Respirationstraktes und im Idealfall natürlich die Intubation. Dabei sollte man an die alte Faustregel denken, daß bei bewußtlosen Patienten mit schlaffem Muskeltonus Narkotika wegen ihrer atemdepressorischen Wirkung kontraindiziert sind.

Eine andere Art peripherer Atemstörungen – Unruhe, Pressen, Tonussteigerungen bis hin zu Streckkrämpfen und Streckstarre – bestehen bei einer großen Zahl schwerer Schädel-Hirn-Verletzungen. Hierdurch kommt es zu einer erheblichen Behinderung der Atemexkursionen des Thorax und des Zwerchfelles. Diese Verletzungszustände bedürfen zu ihrer Behebung einer intensiven Ruhigstellung und medikamentösen Dämpfung.

Zentrale Atemstörungen bei Hirnverletzten sind häufig entweder Folge einer mechanischen Schädigung der Medulla oder sie werden durch eine Hypoxidose und Kohlensäurevergiftung bei peripherer Atembehinderung bzw. durch eine Ischämie des Atemzentrums bei schweren Kreislaufkomplikationen verursacht. Diese zentralen Atemstörungen sind nur mit künstlicher Beatmung nach Beseitigung der peripheren Atembehinderung zu beherrschen.

Im Schock werden neben Atemstörungen Kreislaufstörungen verhängnisvoll, weil dadurch ischämische Schäden an lebenswichtigen Organen entstehen können. Daraus ergeben sich auch die dringlichsten Behandlungsmaßnahmen, wie

1. Verhütung von Blutverlusten durch Blutstillung
2. Förderung der Zentralisation der Restblutmenge durch Tieflagerung des Kopfes und Anhebung der Extremitäten und schließlich
3. Auffüllung des Kreislaufes und damit Verminderung bzw. Behebung des Blutmangels durch Infusionstherapie.

Die Versorgung von Wunden am Unfallort sollte sich auf das Notwendigste beschränken, um den Transport des Verletzten nicht unnötig zu verzögern. Für die Notversorgung von Schädelwunden genügt das Anlegen eines sterilen Verbandes, wobei man Schmutz und Haare im vorgefundenen Zustand belassen soll und auf eine Wunddesinfektion verzichtet werden kann.

Nach der Erstversorgung am Unfallort ist das nächstwichtige Problem der Transport des Hirnverletzten. Die optimale Lagerung ist dabei die fixierte Seitenlage. In Ausnahmefällen, z. B. wegen anderweitiger Verletzungen, muß der erste Helfer entscheiden, ob nicht die Rückenlage ratsamer erscheint. In solchen Fällen ist es besonders wichtig, daß die Begleitperson für die

Freihaltung der Atemwege sorgt. Selbstverständlich muß der Fahrbegleiter auch beim Transport eines Bewußtlosen, der in Seitenlage fixiert ist, neben dem Verletzten sitzen und die Atmung überwachen.
Die Voraussetzung eines raschen Transportes der Verletzten vom Unfallort zum Krankenhaus ist die sofortige Benachrichtigung des nächststationierten, und für einen solchen Transport entsprechend ausgerüsteten Krankenwagens, nach Möglichkeit des Unfall-Rettungswagens.
Nicht zu unterschätzen sind in manchen Situationen die Vorteile eines Transportes von Schwerverletzten, vor allem über weitere Entfernungen, mit dem Hubschrauber.
Ein im allgemeinen bewußtloser Schädel-Hirn-Verletzter wird meist in das nächstgelegene Krankenhaus gebracht. Hier kommt es wesentlich auf den diensttuenden Arzt an, ob der für den Verletzten richtige Weg beschritten wird, letzten Endes, ob der Patient am Leben bleibt.
Bei jedem Bewußtlosen ist es notwendig, sich durch gezielte Untersuchungen einen groben Überblick zu verschaffen. Dabei ist es im ersten Augenblick nicht erforderlich, einen gesamten neurologischen Status zu erheben, was schon deshalb nicht möglich ist, weil der Patient nicht gezielt mitarbeiten kann.

Wichtigste Untersuchungen sind:

- die Prüfung von Reaktionslage
- Pupillenreaktion und
- Reflexverhalten,
- wobei auch auf Seitendifferenzen zu achten ist.

Die Reaktionslage prüft man durch Kneifen oder Stechen. Man sieht dabei, ob auf Schmerzreize Abwehrreaktionen erfolgen und ob diese gezielt oder u. U. seitendifferent durchgeführt werden, oder aber, ob der Verletzte mit Streckmechanismen reagiert, bzw., ob überhaupt keine Schmerzreaktion vorliegt.
Bei der Prüfung der Pupillenreaktion soll festgestellt werden, ob die Pupillen seitengleich sind, eine einseitige oder doppelseitige Erweiterung zeigen und eine Lichtreaktion vorhanden ist. Vor allem muß Sorge getragen werden, daß die Pupillenreaktion auch für weitere Untersuchungen und Beobachtungen nicht verwischt wird. Gar nicht so selten kommen Verletzte mit weiten, lichtstarren Pupillen in die Klinik, da eine vorausgegangene Spiegelung des Augenhintergrundes mit medikamentöser Erweiterung für wichtiger erachtet wurde als die weitere Prüfungsmöglichkeiten der Pupillen bezüglich eines evtl. sich entwickelnden, intrakraniellen Hämatoms. Eine Spiegelung des Augenhintergrundes ist zu diesem Zeitpunkt unsinnig, da sich noch keine Fundusveränderung entwickelt haben kann. Deshalb ist auch eine medika-

mentöse Erweiterung der Pupillen zu diesem Zweck nicht nur unnötig, sondern fehlerhaft.

Als dritte Maßnahme wäre das Reflexverhalten mit Beachtung ggf. von Seitenunterschieden zu prüfen.

Außerdem ist auch auf spontane Reaktionen zu achten. Zu einem nicht unerheblichen Teil finden sich neben Kontusionen im Großhirnbereich auch Stammhirnschädigungen. Je nach Ausprägung kann es schon bei leichter Berührung des Patienten bzw. bei Prüfung der Schmerzreaktion zu Streckkrämpfen bzw. Streckmechanismen kommen. Es ist wichtig, diese von echten Krampfentladungen zu unterscheiden.

Gleichlaufend mit der Klärung der primären zerebralen Schädigung muß eine ausreichende Atmung gewährleistet werden, da eine ausreichende Zufuhr und Aufnahme von Sauerstoff bei bewußtlosen Schädel-Hirn-Verletzten von entscheidender Bedeutung ist.

Der zentrale Atemantrieb ist im Normalfall bei freien Atemwegen zunächst ausreichend, kann jedoch zentral gesteuert insuffizient sein, oder werden. Messungen an Bewußtlosen zeigen meist deutlich niedrigere Werte des Sauerstoffdruckes im arteriellen Blut. Da aber für die Sauerstoffversorgung des Hirngewebes das Druckgefälle zwischen arteriellem Blut und Hirngewebe ausschlaggebend ist, wirkt sich eine arterielle Hypoxie im Hirngewebe insofern aus, als die Erholung von eingetretenen Schäden verzögert und zur Teilursache vieler tödlicher Verläufe wird. Deshalb muß bei freien Atemwegen eine optimale Belüftung der Lungen gesichert sein.

Eine Verbesserung des Sauerstoffdruckes im Blut und damit eine Verhinderung oder Beseitigung einer zerebralen Hypoxie kann durch assistierte Beatmung mit positivem Inspirationsdruck oder Wechseldruck erreicht werden. Dabei wird lediglich die Spontanatmung unterstützt und auf diesem Wege die Diffusionsstörung der Lunge überwunden, was jedoch ohne Intubation nicht zu erreichen ist. Dazu eignet sich am besten eine nasotracheale Intubation, weil sie den Vorteil der längeren Liegezeit bietet. Zur weiteren Sicherung der Atemwege gehört auch eine Magensonde um eine Aspiration zu vermeiden und Speisereste und Magensaft ablaufen zu lassen.

Mit der Sicherung einer ausreichenden Atmung gehen die Bemühungen um einen stabilen Kreislauf einher. Zunächst sind dabei intravenöse Infusionen kolloidaler Volumenersatzmittel anzuwenden. Niedermolekulare kolloidale Lösungen sollen dabei durch Desaggregation der Blutzellen eine gestörte Kapillardurchblutung bessern. Im frühen Stadium sind entwässernde Maßnahmen selten angezeigt, da ein Hirnödem noch nicht entwickelt ist. Nach Stabilisierung des Kreislaufes soll man auf Glukose- oder Lävulose-Lösungen übergehen und vorerst Salzlösungen meiden.

Nach Durchführung dieser Maßnahmen zur Sicherung der Atmung und Stabilisierung des Kreislaufes, die mit der groborientierenden neurologischen Untersuchung parallel einherlaufen, erfolgt unmittelbar anschließend die weitere diagnostische Abklärung. Sie wird in den letzten Jahren fast ausschließlich durch die Computertomographie bestimmt.

Durch diese Untersuchung werden die Weichen für die weitere Versorgung gestellt. Verletzte mit einem offenen Schädel-Hirn-Trauma oder einer intrakraniellen Blutung müssen einer sofortigen Operation zugeführt werden, während Verletzte mit einem gedeckten Schädel-Hirn-Trauma auf eine Intensivbehandlungseinheit aufgenommen werden.

Auf die im einzelnen erforderlich werdenden Maßnahmen bei offenen Schädel-Hirn-Verletzungen bzw. gedeckten Traumen, aber auch auf die Probleme bei Polytraumatisierten wird in den nachfolgenden Vorträgen eingegangen.

Literatur beim Verfasser.

Dringlichkeit der Versorgung Polytraumatisierter

K. P. Schmit-Neuerburg

Trotz bemerkenswerter Fortschritte in der Unfallrettung und interdisziplinären Weitervorsorgung wird die Prognose Mehrfachverletzter wesentlich durch die Qualität der Primärversorgung am Unfallort und in der chirurgischen Fachabteilung des regionalen Krankenhauses beeinflußt. Verkennung der Schocksituation, Fehler in der Erstversorgung und Behandlungstaktik sind dabei die häufigsten Versäumnisse (1, 10, 14).

Hauptproblem der Primärversorgung Mehrfachverletzter ist der Schock mit seinen deletären Folgeerscheinungen respiratorische Insuffizienz, Hirnödem und Nierenversagen (10). Die Tatsache, daß ein unruhiger, verwirrter oder sogar nicht mehr ansprechbarer Patient eine Schädelverletzung erlitten hat, darf nicht zwangsläufig zu der Schlußfolgerung führen, daß hier offensichtlich ein Schädel-Hirn-Trauma vorliegt. Die Hypoxie infolge Blutverlust oder Thoraxtrauma kann dieselbe, höchst alarmierende Symptomatik auslösen, wobei die hypoxisch bedingte Bewußtseinsstörung allerdings durch lebhafte, aggressive Motorik gekennzeichnet ist (9).

Für die Beurteilung des Schockzustandes sind die einfachen Kreislaufgrößen keine zuverlässigen Parameter. Hier sei *Collins* (1964) zitiert, der schon vor 20 Jahren feststellte: »Blutdruck ist kein Kriterium für Flow, Durchblutung oder Oxygenierung«. *Schockgefährdung besteht vielmehr grundsätzlich bei jeder bedrohlichen Verletzung zweier Körperregionen, bei kombinierten Körperhöhlen- und Extremitätenverletzungen sowie bei jeder schweren Thorax- oder Beckenverletzung.*
Die Signifikanz dieser einfachen Kriterien wird durch das typische Verletzungsmuster Polytraumatisierter bestätigt: In einer geschlossenen Serie von 418 Mehrfachverletzten, die von 1975–1983 in der Abteilung für Unfallchirurgie des Universitätsklinikums Essen behandelt wurden, wurden 90% Extremitätenverletzungen, 65% Schädel-Hirn-Traumen 2. bis 3. Grades, 50% Thoraxtraumen, 40% abdominelle Organverletzungen bzw. schwere Beckenverletzungen diagnostiziert. Die häufigste Verletzungskombination betrifft

Extremitäten- und Schädelverletzungen, die zusätzlich mit einer schweren Thorax-, Abdominal- und Beckenverletzung kombiniert sind.

Grundlage für die Festsetzung der therapeutischen Prioritäten in der Primär- und interdisziplinären Weiterversorgung Mehrfachverletzter ist das von *Wolff* (1978) angegebene Behandlungsregime der abgestuften Dringlichkeit in 4 Phasen (15, 16) (Tabelle I). Die Sicherung der vitalen Funktionen in der Reanimationsphase und die operative Versorgung akut-lebensbedrohlicher Verletzungen in der ersten Operationsphase sind Bestandteil der vordringlichen Primärversorgung, für die der Zeitfaktor eine eminente, prognostisch limitierende Bedeutung besitzt. Die weitere Feindiagnostik und Operationsplanung erfolgt dann in der möglichst kurz gehaltenen Stabilisierungsphase, in der die rasche Stabilisierung der zerebralen, respiratorischen, kardiovaskulären und metabolischen Funktionssysteme durch aktive Intensivtherapie angestrebt wird – als Vorbereitung zur möglichst definitiven Versorgung in der 2. Operationsphase. Während die diagnostischen und therapeutischen Maßnahmen der 1. und 2. Behandlungsphase unter dem Zeitdruck der vitalen Bedrohung häufig in der chirurgischen Fachabteilung des nächstgelegenen regionalen Krankenhauses durchgeführt werden müssen, sollte der Patient dann unmittelbar anschließend ohne Zeitverlust zur interdisziplinären Weiterversorgung in die Schwerpunktklinik verlegt werden.

Tabelle I. Behandlungsregime in 4 Phasen.

---

1. Reanimationsphase

2. Not-Operationsphase

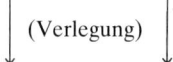
(Verlegung)

3. Stabilisierungsphase
  (zerebr., resp., kard.-vask., metabol. System) (2 Stunden bis 2 Wochen)

4. Zweite Operationsphase

Während des Transportes im Notarztwagen oder Rettungshubschrauber müssen die vitalen Funktionen durch Intubation, Beatmung, ausreichenden Volumenersatz, zentralvenöse Zugänge, Thoraxdrainage bei jeglichem Verdacht auf eine Thoraxverletzung, Blasenkatheter, Kompressionsverbände und pneumatische Schienung der frakturierten Extremitäten gesichert sein. Nur 10% der uns von regionalen Krankenhäusern zugewiesenen Patienten waren bei der Ankunft in diesem Sinne optimal versorgt.

Die erste Phase der dringlichen Primärversorgung umfaßt die Intubation und prophylaktische Frühbeatmung als wesentlichen Bestandteil der Schocktherapie, ggf. mit Hyperventilation bei kombiniertem Schädel-Hirn-Trauma, die Schaffung großlumiger, ausreichend dimensionierter venöser Zugänge für den effizienten Volumenersatz, entweder durch dicke Braunülen beidseits am Unterarm *(nicht in der Ellenbeuge)* oder durch einen weitlumigen zentralvenösen Katheter nach Punktion der V. jugularis externa, interna oder V. subclavia. Ferner gehört die obligate Röntgendiagnostik durch Übersichtsaufnahmen des Thorax, des Abdomen und des »tiefen Becken«, wodurch auch die Hüftgelenke angemessen zur Darstellung gebracht werden, sowie der HWS im seitlichen Strahlengang dazu. Bei dekompensiertem Schock mit Blutdruckabfall auf 90 mmHg oder darunter ist ohne äußerlich sichtbare Blutung auch in Kombination mit einem schweren Schädel-Hirn-Trauma eine intraabdominelle oder intrathorakale Blutung als Ursache anzunehmen, die durch Abdominozentese oder Peritoneallavage oder Thoraxpunktion nachzuweisen ist. Ein Spannungspneumothorax muß durch alleinige klinische Untersuchung erkannt und durch die sofortige Entlastungspunktion im 2. ICR in der Medioklavikularlinie mit einer dicken Kanüle, die nicht unbedingt eine Ventilkanüle sein muß, behandelt werden. Besonders gefährdet ist der intubierte und beatmete Patient. Bei der Herzbeuteltamponade, deren Verdacht naheliegt, wenn der Patient im Schock paradoxerweise eine deutliche Venenstauung aufweist, bringt die Perikard-Punktion eine temporäre Entlastung.

Der häufigste Fehler ist die Zuordnung typischer Symptome eines dekompensierten Schocks zum gedeckten Schädel-Hirn-Trauma 2. bis 3. Grades, wenn äußere Verletzungszeichen fehlen und der negative Palpationsbefund vor allem bei Kindern und Jugendlichen keine intraabdominelle Blutung vermuten läßt. Bei jedem 2. Kind mit dieser Verletzungskombination war die Laparotomie wegen einer intraabdominellen Blutung erforderlich, bei 3 von 4 Erwachsenen bestand ein Hämatothorax oder eine intraabdominelle Blutung.

In 25% der uns nach Primärversorgung zugewiesenen Patienten wurde die Blutung ohne Abdominozentese vor der Verlegung nicht diagnostiziert und der manifeste Schock fälschlich dem gedeckten Schädel-Hirn-Trauma zugeordnet.

Für den Volumenersatz in der Schockphase muß die schädliche Zufuhr kolloidaler Eiweiß- oder Plasmaexpander-Lösungen zugunsten kristalliner Lösungen (Ringer- oder Foxscher Lösung) verlassen werden. Der massive Abstrom des zugeführten Kolloids in das Lungeninterstitium ist als pathogenetisch wichtiger Faktor für die Entstehung respiratorischer Insuffizienzen bei

Schwer- und Mehrfachverletzten anzusehen (2, 11, 12). Die Sauerstofftransport-Kapazität des Blutes hat ihr Optimum bei einem Hämatokrit von 30%, so daß der Verdünnungseffekt sogar erwünscht ist. Dagegen kann eine Reduktion des Erythrozytenvolumens bis zu 75% über längere Zeit schadlos toleriert werden.

Bei Schwerverletzten im Schock müssen allerdings sofort 2000 ml, und bis zur Verfügbarkeit von Vollblut und gerinnungsaktivem Frischplasma, oft 3 bis 5 Liter kristalliner Lösungen infundiert werden (5).

In der zweiten Phase der Primärversorgung sind dringliche Notoperationen zur Versorgung intrakranieller, intrathorakaler oder intraabdomineller Blutungen sowie äußerer Blutungen bei offenen Gesichts- und Extremitätenfrakturen und die Thoraxdrainage bei jeglichem Verdacht auf eine Lungen- oder Mediastinalverletzung indiziert. Die Blutungen im Schädel, Thorax oder Abdomen konkurrieren in ihrer Dringlichkeit, d. h. es gibt keine absoluten, sondern nur relative Prioritäten (4). In der Regel hat die intraabdominelle Massivblutung Vorrang. Sind jedoch z. B. bei der Kombination von Epiduralhämatom und Milzruptur beide Blutungen in ihrer vitalen Bedrohung gleichwertig, so muß die Laparotomie unmittelbar *nach* der Bohrloch-Trepanation erfolgen, wobei die notfallmäßige Anlegung eines Bohrloches als lebensrettende Maßnahme bei rasch zunehmendem Hirndruck durch ein epidurales Hämatom auch vom Allgemeinchirurgen im peripheren Krankenhaus gefordert werden kann (6, 8). Nur in Ausnahmefällen wird dagegen eine lebensbedrohliche intrathorakale Blutung im Vordergrund stehen, die einer Notfallthorakotomie bedarf.

Externe Blutungen an den Extremitäten müssen durch einen sachgerecht angelegten Kompressionsverband gestillt, instabile Gesichtsfrakturen wegen der oft starken Blutung im nasopharyngealen Raum tamponiert werden.

Weit offene Frakturen werden notfallmäßig zwecks Blutstillung mit dem einfachen ventralen oder räumlichen Fixateur extern stabilisiert, während geschlossene Frakturen in dieser 2. Phase ausschließlich konservativ durch pneumatische Schienen, Gipsverband oder Extensionen ruhiggestellt werden.

Ein fehlerhaftes Vorgehen des erstbehandelnden Chirurgen zeigt der Fall eines 22jährigen Motorradfahrers, der mit gedecktem Schädel-Hirn-Trauma 2. Grades, Mittelgesichtsfrakturen, Beckenringfraktur und geschlossenen Femurschaftfrakturen beidseits im hämorrhagischen Schock im regionalen Krankenhaus aufgenommen wurde.
Dort wurde nach Schockbehandlung und Wundversorgung sofort die Stabilisierung beider Oberschenkel durch offene Marknagelung vorgenommen. Dadurch entstand ein erheblicher, zusätzlicher Blutverlust, der den Patienten vital gefährdete. Bei der Verlegung am darauffolgenden Tage bestand bereits

eine schwere, schockbedingte respiratorische Insuffizienz, die eine sofortige kontrollierte volumengesteuerte Beatmung erforderlich machte. Erst nach Rückbildung des interstitiellen Lungenödems und Normalisierung der Blutgaswerte konnte der Patient vom Respirator entwöhnt und am 9. postoperativen Tag extubiert werden.

Bei allen Extremitätenverletzungen muß die periphere Durchblutung palpatorisch oder durch Doppler-Sonographie kontrolliert und stets die Möglichkeit eines Kompartmentsyndroms durch klinische Prüfung der Sensibilität und Motorik oder durch Messung des subfaszialen Gewebedruckes ausgeschlossen werden. Bei zwölf Polytraumen, die wir innerhalb eines Jahres nach Primärversorgung übernahmen, war sofort eine Faszienspaltung erforderlich. Drei Extremitäten mußten später amputiert werden.

In der Stabilisierungsphase soll der Patient durch aktive intensivmedizinische Behandlung, die in Fortsetzung der Bemühungen des Anästhesisten nach vorausgegangener erster Operationsphase auch im Operationssaal erfolgen kann, in einen Zustand gebracht werden, der die endgültige Versorgung ohne große Bedenken und Einschränkungen ermöglicht (13). Die Stabilisierungsphase schließt Beatmung, Volumensubstitution, Wiederherstellung der Nierenfunktion sowie Sicherung des Stoffwechsels und Überwachung der Gerinnung ein und kann u. U. bereits kurz nach Beendigung der ersten Operationsphase abgeschlossen werden, so daß sich die zweite Operationsphase mit dem Ziel der definitiven Versorgung des Patienten entsprechend der inzwischen aufgestellten Op-Planung anschließt (3).
Im anderen Falle erfolgt der Transport auf die Intensivstation oder in die Röntgenabteilung, da nunmehr die Voraussetzungen für weitere gezielte Diagnostik und Spezialuntersuchungen geschaffen sind. Meist kann innerhalb weniger Stunden Operabilität erzielt werden, so daß eine definitive chirurgische Versorgung noch innerhalb der 8- bis 10-Stunden-Grenze möglich ist: Bei der Festlegung der Prioritäten haben offene Schädel-Hirn- und Mittelgesichtsverletzungen, perforierende Augenverletzungen, periphere Arterienverletzungen sowie Wirbelfrakturen mit neurologischer Symptomatik und eine intrathorakale Blutung mit kontinuierlichem Blutverlust von mehr als 200 ml pro Stunde absoluten Vorrang vor offenen Frakturen, Luxationen und geschlossenen, stammnahen Schaftfrakturen.

Bezüglich der Indikation zur Osteosynthese beim Schädel-Hirn-Verletzten sind inzwischen klare Empfehlungen formuliert worden (7). Vorteile der Frühosteosynthese, vor allem stammnaher Schaftfrakturen, sind Hirnödemprophylaxe, Analgetikaeinsparung und Pflegeerleichterung während der Beatmungsphase in der Intensivtherapie, Abkürzung der Beatmungsdauer und generell die Verringerung sekundärer Komplikationen durch kontinuierlichen Blutverlust, Hypovolämie, Mikrozirkulationsstörung, Thrombose, Dekubitus und periartikuläre Ossifikationen und Gelenkkontrakturen. Ein weiteres Argument für die Primärversorgung ist die geringere Infektionsrate: Von 198 Osteosynthesen geschlossener Frakturen Mehrfachverletzter des eigenen Krankengutes kam es bei 112 primär versorgten Brüchen zu 2,7% Knocheninfektionen, von 86 sekundär operierten Brüchen infizierten sich dagegen 8,1%.

Bei konkurrierenden Verletzungen kann durch simultane oder versetzte Tätigkeit mehrerer Operationsteams die verfügbare Operationszeit optimal genutzt werden:

Bei einem 21jährigen Motorradfahrer wurde nach Erstversorgung am Unfallort durch den Notarzt anschließend sofort die dringliche operative Versorgung der Milz- und Leberruptur vorgenommen und simultan die blutstillende Versorgung der offenen Kiefer- und Gesichtsschädelfrakturen und die Osteosynthese der offenen Unterschenkelfraktur durchgeführt.

Nach einer mehrstündigen Stabilisierungsphase, die auch der Vervollständigung der Diagnostik diente, wurde dann nach genauer Überprüfung der Vitalfunktionen noch innerhalb der 8-Stunden-Grenze die operative Versorgung der beidseits offenen Unterarmschaftfrakturen mit zwei Op-Teams vorgenommen.

Postoperativ war der Verlauf vollkommen komplikationslos, eine Nachbeatmung war für zwei Tage erforderlich.

Nach einer Intensivtherapie von fünf Tagen konnte der Patient schon nach 14 Tagen mobilisiert und nach 20 Tagen aus stationärer Behandlung entlassen werden.

Bei der interdisziplinären Versorgung Mehrfachverletzter spielt der Zeitfaktor eine entscheidende Rolle. Zeitverluste müssen nicht nur in der Reanimationsphase, sondern auch in der ersten und zweiten Operationsphase vermieden werden, was meist dadurch gelingt, daß unter der Leitung eines besonders erfahrenen Chirurgen oder Unfallchirurgen die Prioritäten festgelegt und verschiedene Verletzungen simultan oder versetzt durch zwei Op-Teams in möglichst kurzer Operationszeit versorgt werden (3).

Durch zunehmende Qualität der Primärversorgung, gute Koordination und Verständigung mit den regionalen Krankenhäusern und eine optimale Organisation und Zusammenarbeit der zehn beteiligten Fachdisziplinen am Universitätsklinikum Essen, konnte die Prognose der 418 Polytraumen, die von 1975 bis 1983 am Universitätsklinikum Essen behandelt wurden, trotz zunehmend schwerer Verletzungsformen und -kombinationen laufend verbessert und die Letalität von über 30% auf nunmehr 18% gesenkt werden. Auf die wichtige Rolle, die dabei dem Ausbildungsstand und der Erfahrung der beteiligten Notärzte und Rettungssanitäter zukommt, sei nicht zuletzt ausdrücklich hingewiesen.

Literatur

1 Bock, W. J.: Schädel-Hirn-Trauma: Wann allgemeine, wann neurochirurgische Behandlung? Chirurg *53:* 471 (1982).
2 Buhr, H. J.; Brückner, U. B.; Maier, W. D.; Metzker, M.; Mittmann, U. und Reichert, U.: Verlauf des pulmonalen Wasser- und Eiweißaustritts im protrahierten traumatisch-hämorrhagischen Schock. Langenbecks Arch. Chir., Suppl. Chir. Forum 101 (1980).
3 Burri, C. und Kreuzer, U.: Behandlung von Extremitätentrauma beim Schwerverletzten. Unfallheilk. *148:* 225 (1980).
4 Frowein, R. A.; Reichmann, W.; Teerhaag, D. und Rosenberger, J.: Die Schädel-Hirn-Verletzung beim Polytraumatisierten. Chirurg *49:* 663 (1978).
5 Hehne, H. J.; Nymann, D.; Burri, C. and Wolff, G.: Management of bleeding disorders in traumatic haemorrhagic shock states with deep frozen fresh plasma. Eur. J. intens. Care Med. *2:* 157 (1976).
6 Klaue, P.: Allgemeinchirurgische Aufgaben beim Schädel-Hirn-Verletzten. Chirurg *53:* 483 (1982).
7 Kolbow, H.; Winkelmüller, W. und Hüsch, M.: Der hirnverletze Polytraumatisierte – Probleme der Indikation, Diagnostik und Therapie. Unfallheilk. *132:* 223 (1979).
8 Kuhlendahl, H. und Bushe, K. A.: Die Behandlung des epiduralen Haematoms. Eine Aufgabe für den Unfallchirurgen? Unfallheilk. *135:* 311 (1981).
9 London, P. S.: Bedside diagnosis in cases of multiple injuries. H. Unfallheilk. *148:* 13 (1980).
10 Muhr, G.: Der Schwerverletzte: Erstbehandlung am Unfallort und Transport. Unfallheilk. *148:* 160 (1980).
11 Staub, N. C.: Pathways for fluid and solute flux in pulmonary edema. In: Fishman and Renkin, Pulmonary Edema (Waverly Press Inc., Baltimore, Maryland 1979).
12 Sturm, J. A.; Oestern, H. J.; Trentz, O.; Neubauer, M.; Trentz, O. A. und Lewis, F. R.: Das extravaskuläre Lungenwasser im traumatischen Schock beim Hund. Langenbecks Arch. Chir., Suppl. Chir. Forum 95 (1980).
13 Trentz, O.; Oestern, H. J.; Hempelmann, G.; Kolbow, A.; Sturm, J.; Trentz, O. A. und Tscherne, H.: Kriterien für die Operabilität von Polytraumatisierten. Unfallheilk. *81:* 451 (1978).
14 Walt, A. J.: Pitfalls in the diagnosis and management of the patient with multiple injuries. In: Carter and Polk, Trauma (Butterworths, London/Boston 1981).
15 Wolff, G.; Dittmann, M.; Rüedi, Th.; Buchmann, B. und Allgöwer, M.: Koordination von Chirurgie und Intensivmedizin zur Vermeidung der posttraumatischen respiratorischen Insuffizienz. Unfallheilk. *81:* 425 (1978).
16 Wolff, G.; Dittmann, M. und Frede, K. E.: Klinische Versorgung des Polytraumatisierten. Chirurg *49:* 737 (1978).

Ergebnisse nach Polytrauma

A. Brenner und Th. Joka

Das Polytrauma ist definiert als gleichzeitig entstandene Verletzung mehrerer Körperregionen oder Organsysteme, wobei wenigstens eine Schädigung oder die Kombination mehrerer Verletzungen lebensbedrohlich ist.

Zwischen 1975 und 1982 wurden in der Unfallchirurgischen Klinik gemeinsam mit der Neurochirurgie (Univ.-Klinikum Essen) 357 polytraumatisierte Patienten versorgt; Männer waren dreimal so häufig betroffen wie Frauen.

Verletzungen des Bewegungsapparats waren mit 97% am häufigsten vertreten, gefolgt von schweren und mittelschweren Schädel-Hirn-Verletzungen bei 60% der Patienten, Thoraxverletzungen mit 54% und abdominelle Verletzungen mit 32% (Tabelle I). Zweifachverletzungen fanden sich bei 48% der Patienten, Dreifachverletzungen bei 37%. Als häufigste Kombination sah man hier die Mehrextremitätenverletzung mit Thorax- und Schädel-Hirn-Trauma. Bei den übrigen 15% lagen Vier- und Mehrfachverletzungen vor.

Tabelle I. Verteilungsmuster der Verletzungen von 357 Polytraumata von 1975 bis 1982.

97%	Bewegungsapparatverletzungen
63%	SHT 2.–3. Grades bzw. schwere Mittelgesichtsfrakturen
54%	Thoraxverletzungen
32%	Abdominelle Verletzungen

Der prozentuale Anteil der 213 Patienten mit mittelschwerer und schwerer Schädel-Hirn-Verletzung bei Polytrauma ist in jedem Jahr gleich. Die Schädel-Hirn-Verletzungen 1. Grades waren für den Gesamtverlauf nicht relevant und wurden nicht berücksichtigt (Abbildung 1). Nur bei elf Patienten, das sind 5%, war primär wegen intrakranieller Blutung eine lebensnotwendige neurochirurgische Operationsindikation gegeben.

Acht Patienten mit offener Hirnverletzung wurden operativ in 2. Dringlichkeitsstufe versorgt.

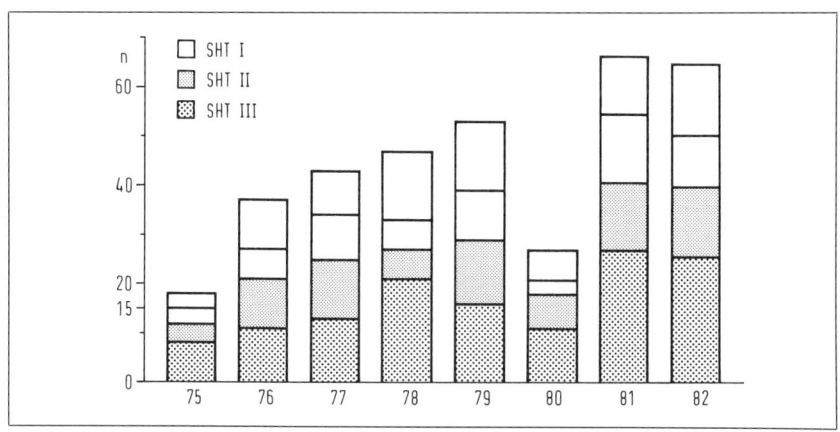

Abbildung 1. Häufigkeit der Schädel-Hirn-Traumen 2. und 3. Grades im Verhältnis zur Anzahl der polytraumatisierten Patienten in den einzelnen Jahren.

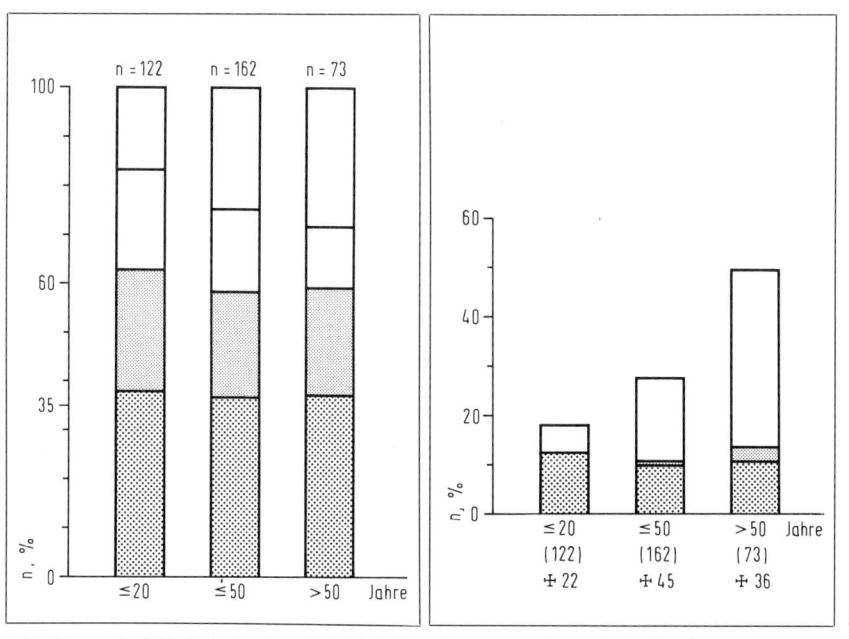

Abbildung 2. Häufigkeit der Schädel-Hirn-Traumen 2. und 3. Grades beim polytraumatisierten Patienten in bezug auf das Lebensalter.

Abbildung 3. Letalität der polytraumatisierten Patienten. Prozentualer Anteil der Schädel-Hirn-Verletzungen.

Bei unseren Patienten im Alter von 5–82 Jahren fanden sich 122 Kinder und Jugendliche bis 20 Jahre, 162 Patienten standen im Lebensalter von 20–50 Jahren, 73 Patienten waren älter als 50 Jahre (Abbildung 2). Der Anteil der Schädel-Hirn-Traumen ist in allen Altersgruppen identisch.
Unter 357 Patienten waren 103 Todesfälle. Das entspricht einer Letalität von 29%. 42 Patienten starben an den Folgen des Schädel-Hirn-Traumas innerhalb der ersten zwei Wochen um den 9. Tag. Bei 43 Patienten war die Todesursache in respiratorischer Insuffizienz zu sehen, häufig im Rahmen einer Sepsis in der 3. Woche.
Die Letalität der polytraumatisierten Patienten zeigt eine deutliche Abhängigkeit vom Lebensalter. 18% der Jugendlichen verstarben, 70% von ihnen aufgrund der schweren Hirnverletzung. Bei den Patienten des mittleren Lebensalters liegt die Letalität bei 28%, etwa ein Drittel von ihnen starb an den Folgen des Schädel-Hirn-Traumas. In 50% der Fälle überlebten Patienten im hohen Lebensalter das Polytrauma nicht. Hier ist die Todesursache nur in 27% im Schädel-Hirn-Trauma zu sehen, zum größten Teil dagegen in respiratorischer bzw. kardialer Insuffizienz.
70% der verstorbenen Patienten hatten eine Verletzung von drei bzw. mehr Körperregionen erlitten.
Zusätzlich verstarben im Jahr weitere 20% der polytraumatisierten Patienten direkt nach der Einlieferung vor der Versorgung, bei zwei Drittel von ihnen ist das Schädel-Hirn-Trauma als Ursache anzusehen, was durch Obduktion bzw. computertomographische Befunde gesichert wurde.
Interessant erscheint eine aktuelle soziale Analyse von 30 Patienten der vergangenen zwei Jahre:
Nach einem durchschnittlichen Krankenhausaufenthalt von vier Monaten schloß sich nur bei 13 Patienten ein Rehabilitationsverfahren an. Die durchschnittliche Dauer der Arbeitsunfähigkeit liegt bei 11½ Monaten.
Nur vier Patienten kehrten bisher in ihren alten Beruf zurück. Vier weitere halten dies nach Ablauf einer Jahresfrist für möglich. Zwei Patienten wurden umgeschult. Von den anderen 20 waren sechs bereits berentet und 14 auf unabsehbare Zeit noch arbeitsunfähig.

Zusammenfassend läßt sich sagen:
1. Das schwere Schädel-Hirn-Trauma ist der lebensbegrenzende Faktor der jugendlichen polytraumatisierten Patienten.
2. Nach dem 50. Lebensjahr überlebt nur die Hälfte der Patienten die schweren kombinierten Verletzungen.
3. Nur in weniger als 10% ist eine notfallmäßige neurochirurgische Versorgung bei Polytraumatisierten notwendig.

Literatur beim Verfasser.

Plastisch-rekonstruktive Versorgung von Kiefer-Gesichts-Verletzten

D. Schettler

Die Verletzungen des Kopfes haben durch Verkehrsunfälle eine wachsende Bedeutung erlangt. So ermittelte die Cornell-Universität in USA unter 10085 Verkehrsverletzten eine Beteiligung des Schädels in 72,1%.
Dies deckt sich mit den Zahlen von *Braunstein* 1957 und *Gögler* 1962, die unter den Verkehrsunfällen 72% Kopfverletzungen fanden. Etwa ⅓ dieser Patienten hatte Mittelgesichtsfrakturen; jeder zweite davon wies eine Orbitafraktur auf.
Die enge räumliche Nachbarschaft mehrerer Fachgebiete im Kopf-Hals-Bereich fordert von den einzelnen Fachvertretern bei der Behandlung polytraumatisierter Patienten eine gute Abstimmung der verschiedenen ersten Eingriffe, damit die notwendigen Erstmaßnahmen möglichst simultan erfolgen können und jedes Fachgebiet frühzeitig seine dringlichen Versorgungen vornehmen kann.
Für den Gesichtsschädelbereich bedeutet dies bei geschlossener Weichteildecke und starken Hämatomen gelegentlich eine Diagnostik ohne Röntgenuntersuchungen. Wesentliche Hilfen geben uns dann die Kenntnis über den Unfallhergang und über die Richtung der Gewalteinwirkung. Für die ersten Maßnahmen von Gesichtsschädelverletzungen empfiehlt sich folgendes Vorgehen:

1. Klinische Feststellung der knöchernen Gesichtsschädelverletzungen
2. Abstimmung mit allen beteiligten Disziplinen über die Maßnahmen zur Erstversorgung
3. Notschienung der Kieferfrakturen
4. Versorgung der Weichteilverletzungen
   a) intraorale Schleimhautwunden
   b) Speichelgangs- und Tränengangs-Verletzungen
   c) extraorale plastische Defektdeckung
   d) Versorgung der extraoralen Riß-Platzwunden

Zu den Primärversorgungen im Gesichtsschädelbereich gehören immer die Rekonstruktionen von Verletzungen des Musculus orbicularis oculi und orbicularis oris, weil hier durch narbige Defekte die Funktion erheblich beeinträchtigt wird. Für alle Weichteildefekte gilt es, durch plastisch-chirurgische Maßnahmen eine primäre volle Epithelisierung der Wundflächen zu erstreben, damit späteren Narbenkorrekturen vorgebeugt wird. Dabei ist wegen der außerordentlich guten Durchblutung im Gesichtsbereich keine Ausschneidung der Wundränder erforderlich, zumal sich Substanzverluste nach großzügigen Exzisionen nachteilig in der Gesichtsform und -funktion bemerkbar machen. Die Korrektur von narbig bedingten Gesichtsentstellungen oder Epitheldefekten ist außerordentlich schwierig und zeitraubend.

Die definitive Versorgung der knöchernen Gesichtsschädelverletzungen ist nicht unbedingt während der ersten Notversorgung erforderlich. Hierzu benötigen wir längere Operationszeiten, eine Stabilisierung des Kreislaufes für lange Narkosen sowie eine subtile Diagnostik der Knochenverletzungen. Auf den Röntgendarstellungen des Schädels in zwei Ebenen lassen sich die Gesichtsschädelverletzungen nicht sicher erkennen. Besser geeignet dafür sind Spezialtechniken, wie sie mit dem Panoramagerät oder dem Orthopantomographen erzielt werden. Für die Kiefergelenkdiagnostik benötigen wir in dem posterior-anterioren Strahlenverlauf die exzentrische subokzipito-frontale Schädelaufnahme nach *Clementschitsch-Altschul* bei geöffnetem Mund, die wir nach eigener Essener Vereinbarung kurz als »Kiefer-Altschul-Aufnahme« bezeichnen.

Die seitliche Darstellung der Kiefergelenkregion ist durch Techniken von *Parma* oder *Schüller* möglich. Die Orbita- und Oberkieferfrakturen lassen sich sowohl auf der Nasen-Nebenhöhlen-Vergleichsaufnahme oder einer p.-a.-Schädelschichtung bzw. durch das Computertomogramm gut darstellen.

Operative Maßnahmen

Die Behandlung von Kiefer- und Gesichtsverletzungen hat sich bis in die letzten Jahrzehnte überwiegend auf die konservative Knochenbruchbehandlung im Kieferbereich beschränkt, weil die über den Alveolarfortsatz verankerten Zähne eine relativ gute Ruhigstellung von Kieferfrakturen ermöglichen. Erst durch die Verbesserung der Narkosetechnik konnte die operative Behandlung mehr Bedeutung gewinnen. Während zunächst Drahtligaturen zur Stabilisierung der Knochenfragmente verwandt wurden, hat sich die Therapie im Kieferbereich seit den Arbeiten von *Pauwels* (1965) über die biologischen Grundlagen und die mechanischen Konstruktionsprinzipien der Kallusbildung grundsätzlich geändert. Für die Einführung von Kompressions-Osteosynthesen im Kieferbereich sind insbesondere die Arbeiten von *Luhr* (1968) hervorzuheben.

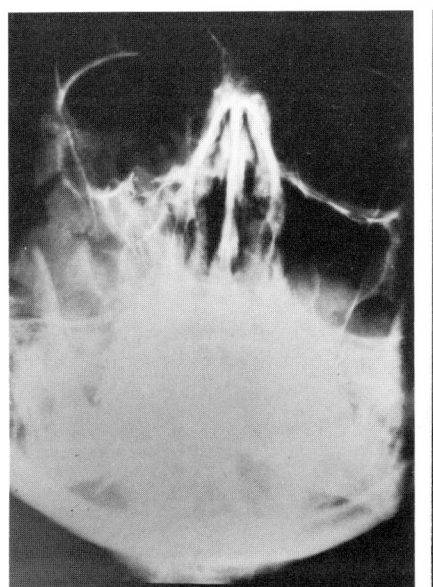

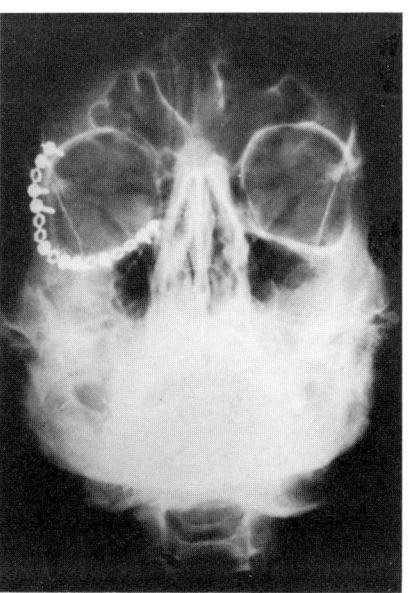

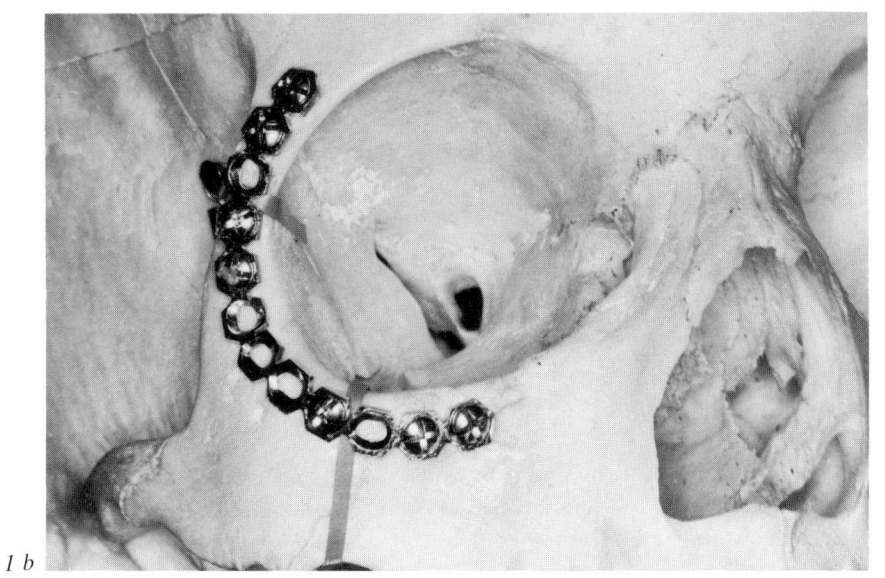

Abbildung 1. Patient H.-J. K, männl.: a) Schwere Trümmerverletzung des Mittelgesichtes und der Orbitaringregion rechts. b) Prinzip der Orbitaring-Plattenosteosynthese am Modell. c) Zustand nach operativer Versorgung einer Orbita-Trümmerfraktur rechts mit der fortlaufenden Orbitaringplatte.

2 a

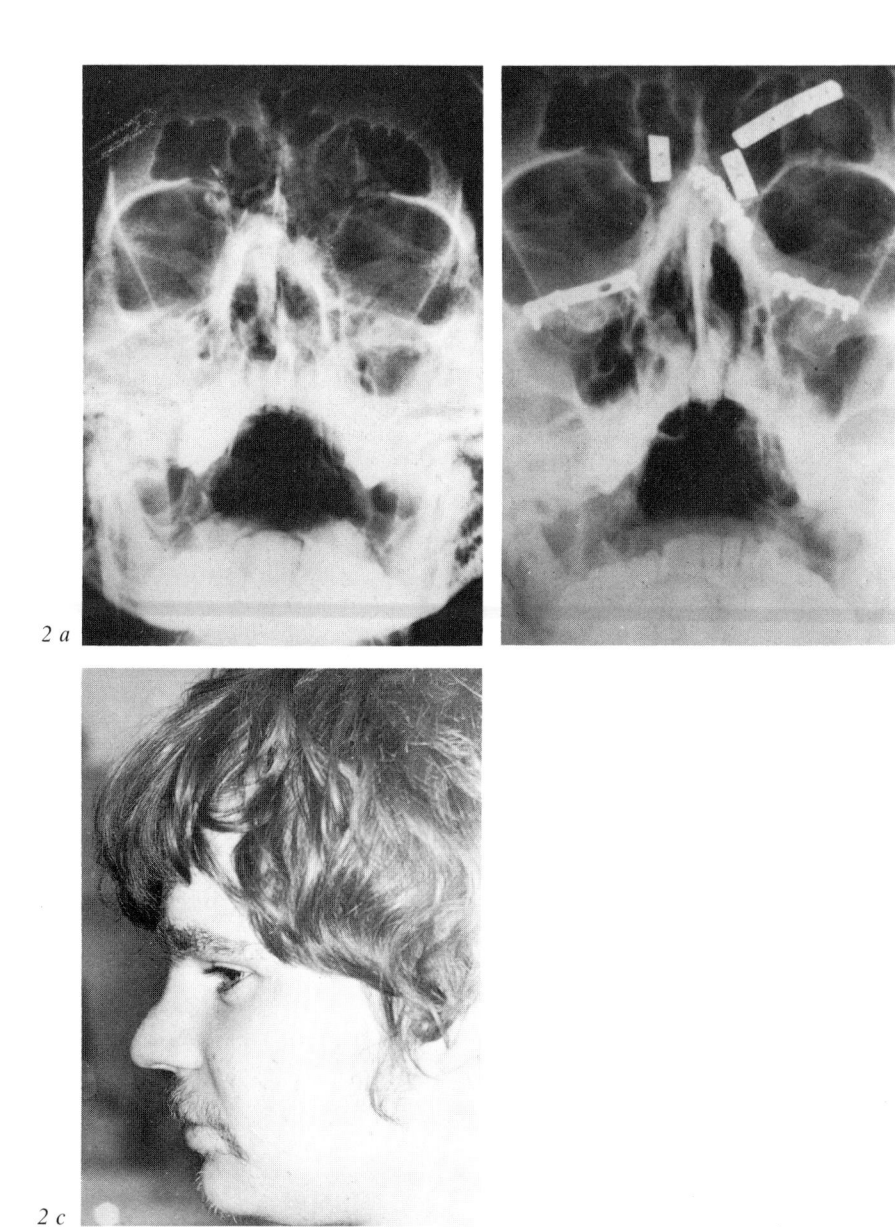

2 b

2 c

Abbildung 2. Patient F. G., männl.: a) Schwere fronto-basale Trümmerverletzung mit Impression der mittleren Stirnbeinregion. b) Zustand nach primärer Rekonstruktion und Stabilisierung durch sechs Miniplatten-Osteosynthesen. c) Stabile Stirnbein-Nasenwurzel-Region ca. acht Wochen nach der Unfallversorgung.

3 a

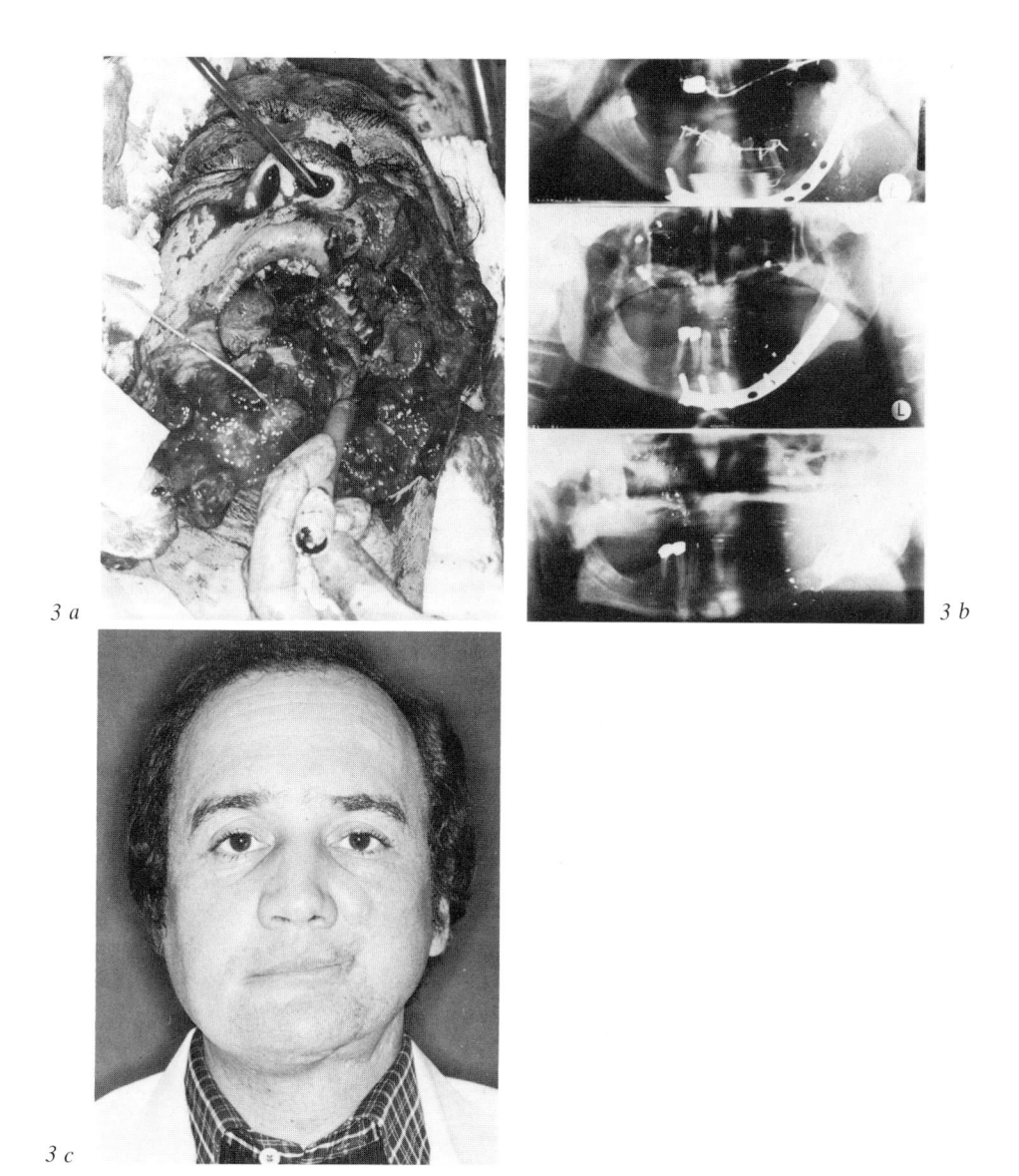

3 b

3 c

Abbildung 3. Patient O. L., männl.: a) Ausgedehnte Schußdefektverletzung im Unterkiefer-Wangen-Bereich mit großen Substanzverlusten von Knochen und Weichteilen. b) Röntgendarstellung der primären Stabilisierung der Knochenstümpfe und späterer Rekonstruktion mit Hilfe von Beckenkammtransplantat. c) Zustand nach mehrfachen plastisch-rekonstruktiven Operationen zum Knochen- und Weichteilersatz.

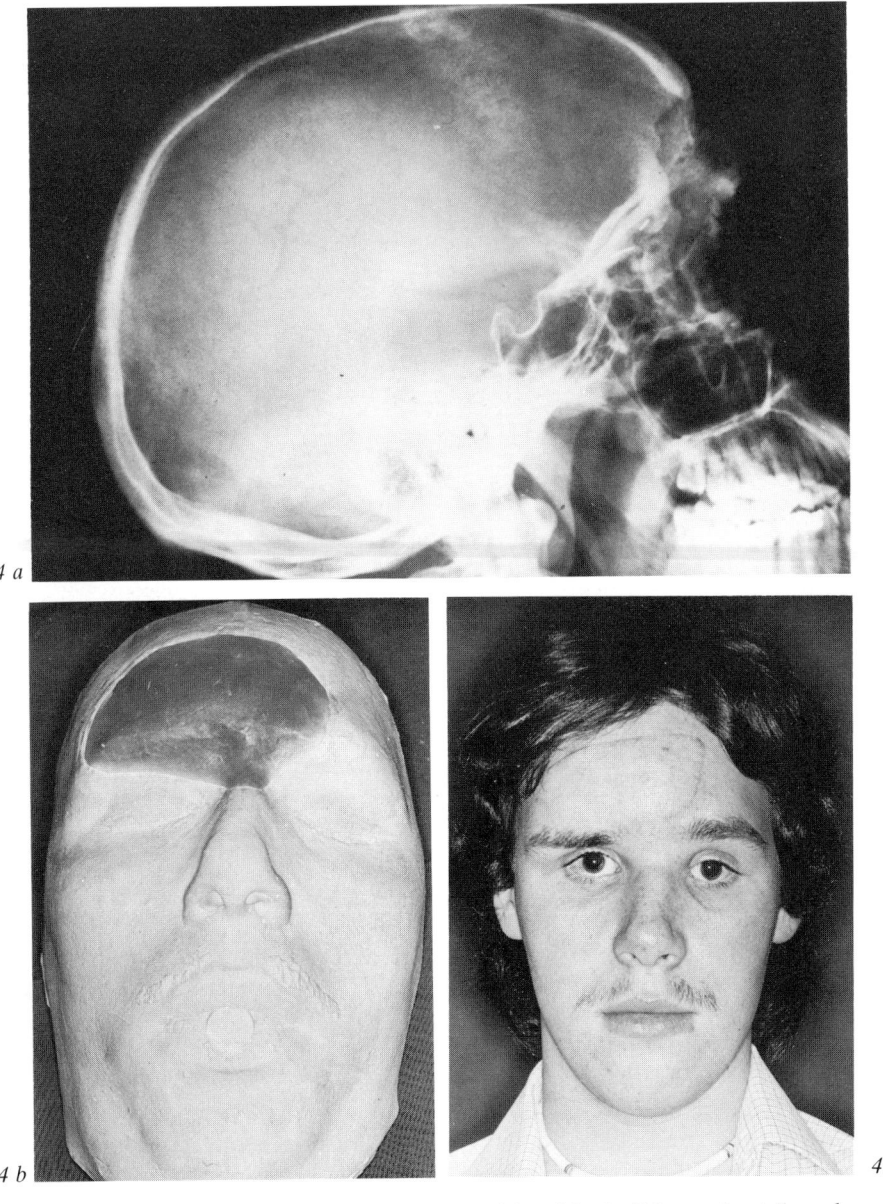

Abbildung 4. Patient H. B., männl., Stirnbeindefekt: a) in der Röntgendarstellung des Schädels seitlich. b) Wachsmodell für das Stirnbeinimplantat an der Gesichtsmoulage vorgeformt. c) zwei Wochen nach Einlagerung des Paladon-Implantates.

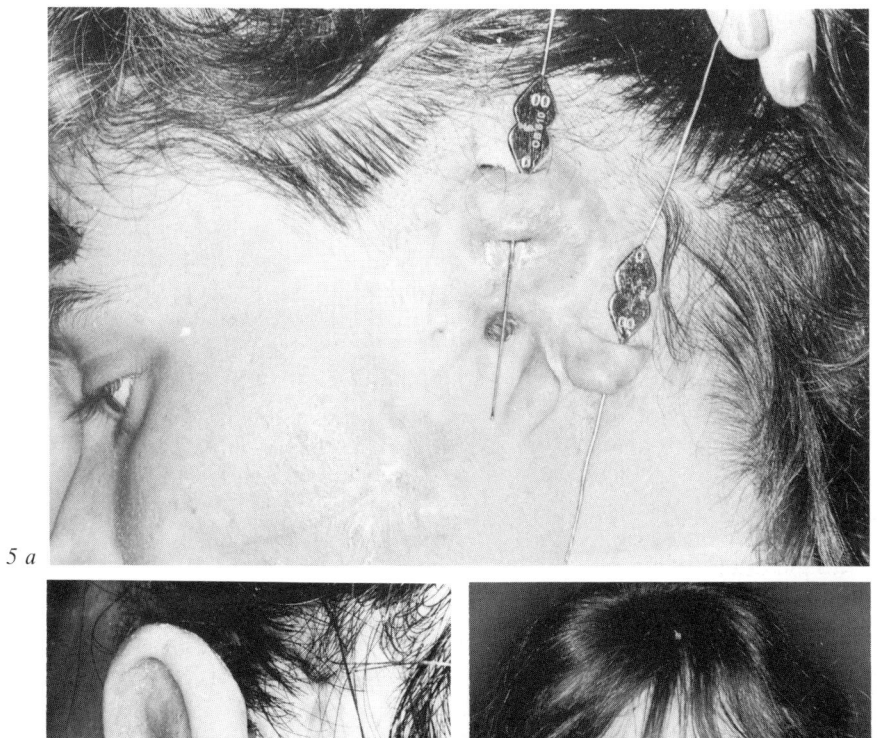

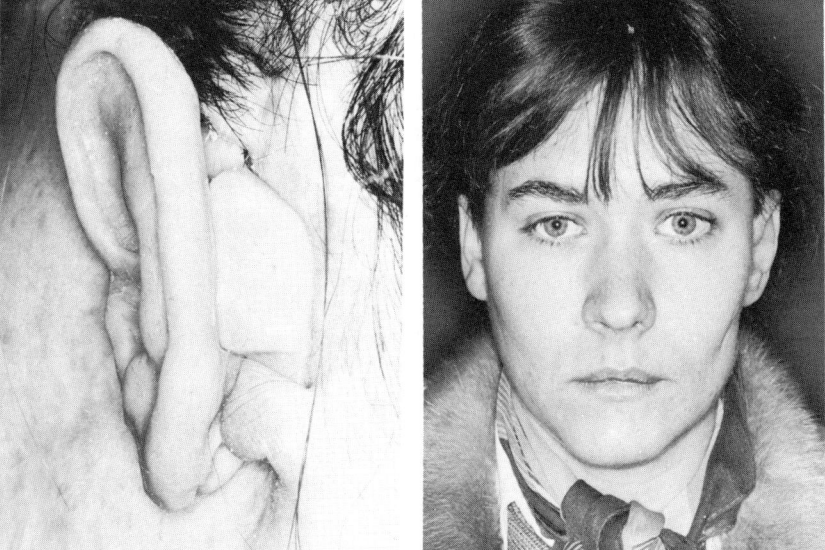

Abbildung 5. Patient R. V., weibl.: a) Plastische Bildung von zwei Halteschlaufen im Bereich der durch Trauma verlorenen Ohrmuschel links. b) Mechanische Verankerung der Ohrmuschelepithese an den Halteschlaufen. c) Klinisches Bild der Patientin nach epithetischem Ersatz der linken Ohrmuschel.

Diese, zunächst im Unterkieferbereich eingesetzte Druckosteosynthese wurde im Laufe der letzten zehn Jahre auch auf den Oberkiefer- und Jochbeinbereich sowie auf die Orbitaringregion ausgedehnt. Während die konservative Schienung heute noch zu den Sofortmaßnahmen und zur adjuvanten Therapie im vollbezahnten Kiefer zählt, kommt die operative Versorgung mit DC-Platten bei der definitiven Unfallversorgung von Kieferfrakturen zur Anwendung. Im Unterkiefer erlauben die stabilen Druckosteosynthesen eine absolute Ruhigstellung der Fragmente in optimaler Position bei gleichzeitiger funktioneller Behandlung von Kiefergelenkfrakturen. Dabei lassen sich alle Frakturen im Bereich des Unterkieferkörpers absolut ruhigstellen, während gleichzeitig durch die Beweglichkeit des gesamten Unterkieferkörpers einer Versteifung der Kiefergelenke vorgebeugt wird.
Auch die Behandlung von Augenboden- und Mittelgesichtsverletzungen wird von uns seit beinahe zehn Jahren fast ausschließlich durch Osteosynthesen mit Hilfe von Miniplatten durchgeführt. Dabei geben uns die langen Rekonstruktionsplatten bei multiplen Trümmerverletzungen im Orbitaringbereich eine sehr gute Leitschiene, auf der die kleinen Knochentrümmer wie Perlen auf eine Schnur gereiht und mit Hilfe von Schrauben sicher fixiert werden können (Abbildungen 1 a–c).
Nach unseren Beobachtungen an jährlich mehr als 80 Orbita- und Jochbeinfrakturen bei fast 600 traumatologischen Patienten pro Jahr ist ein Abweichen der Knochenfragmente nach einer derartigen Verschraubung nicht mehr zu befürchten. Dies trifft auch für die Trümmerverletzungen im Nasenwurzel-Stirnbein-Bereich zu, die bis in jüngster Zeit von Knochentrümmern befreit wurden und entstellende Stirnbeindefekte hinterließen.
Durch die primäre Stabilisierung auch kleinster Knochenfragmente im Stirnbein-Nasenwurzel-Bereich lassen sich jetzt mit den Miniplatten primäre Rekonstruktionen dieser sonst entstellenden Mittelgesichts-Stirnbein-Defekte vermeiden (Abbildungen 2 a–c).
Bei naso-ethmoidalen Frakturen, insbesondere bei den weit dorsal gelegenen Trümmerverletzungen im Augenbodenbereich, hat sich uns zusätzlich zu den operativen Maßnahmen die Augenbodenstützung mit dem Anthony-Fisher-Ballon bewährt. Dieser Ballon stützt für sechs bis acht Wochen den Augenboden, bis sich stabile bindegewebige oder knöcherne Brücken gebildet haben, die dann den Bulbus oculi in der regulären Position halten.
Durch die stabilen Osteosynthesen im Gesichtsschädelbereich lassen sich bei außergewöhnlich großen Defekten die verbleibenden Weichteile so lange vor Narbenschrumpfungen bewahren, bis rekonstruktive plastische Maßnahmen z. T. mit Knochentransplantation und Weichteilersatzplastiken möglich sind (Abbildungen 3 a–c). Trotzdem bleiben uns noch eine Anzahl von schwer verletzten Patienten aus unterschiedlichen Gründen für die Spätversorgung zurück, bei denen neben plastisch-rekonstruktiven Eingriffen auch epithetische und prothetische Maßnahmen erforderlich sind.

Bei den Schädelkalottendefekten hat sich allgemein der osteoplastische Ersatz durch Autotransplantate in Form einer gespaltenen Rippe bewährt. Im Stirnbeinbereich und in der Supraorbitalregion lassen sich jedoch die anatomischen Konturen mit Rippentransplantaten nicht immer formgetreu rekonstruieren, so daß wir uns in dieser Region zusätzlich oder ausschließlich der Hilfe von Kunststoff bedienen. Dafür werden unter anderem Kunststoffe wie Paladon oder Polymethylmethacrylate, wie Palacos und Palavit, sowie Siliconpräparate, wie Silastik, Tantalnetze und neuerdings auch die Hydroxylapatit-Keramik (*Osborn* 1983; *Jahnke* 1983) empfohlen.

Während die Tantalnetze nur eine dünne Scheibe darstellen und zur Behandlung von größeren Knochenhöhlen nicht geeignet sind, haben die keramischen Implantate den Nachteil, daß sie den vielgestaltigen Stirnbein-, Nasen- und Orbitadefekten nicht paßgenau anmodelliert werden können. Die Autopolymerisate weisen gegenüber den heiß polymerisierenden Kunststoffen, wie Paladur, einen etwa 10 bis 20fach größeren Anteil an Restmonomer auf und führen ebenso wie die Siliconpräparate häufig zu allergischen Reaktionen oder sogar noch nach Jahren zu lokalen Reizungen. Das heiß polymerisierende Paladon weist nur einen minimalen Anteil von 0,2 – 0,3% Restmonomer auf und hat sich für uns seit Jahrzehnten am besten zum Ersatz von Stirnbeindefekten bewährt. Dabei wird nach Anfertigung einer Gesichtsmoulage das einzulagernde Implantat zunächst mit Wachs vorgeformt und anschließend als Kunststoffkörper gegossen und implantiert (Abbildungen 4 a–c). Bei subperiostaler Einlagerung an den Knochenrändern liegt das Implantat paßgenau in dem Defekt und verbleibt regelmäßig reizlos in dieser Position.

Dieser Kunststoff ist ebenfalls für alle epithetischen Versorgungen, wie z. B. bei Ohrmuschelverlusten, anzuwenden (Abbildungen 5 a–c). Hier müssen zunächst durch plastische Maßnahmen sogenannte Retentionsschlaufen gebildet werden, an denen der plastisch-epithetische Ohrmuschelersatz mechanisch verankert werden kann, ehe er durch Klebemittel zusätzlich an der Haut sicher fixiert wird.

Zusammenfassung

Die plastisch-rekonstruktive Versorgung von schweren Kiefer-Gesichts-Verletzungen hat in den letzten zehn Jahren einen bedeutenden Wandel durchgemacht. Durch subtile Narkoseverfahren können die rekonstruktiven Eingriffe sehr frühzeitig durchgeführt werden und lassen mit Hilfe von neuen Miniplatten-Osteosynthesen eine Rekonstruktion des knöchernen Gesichtsschädels auch nach Trümmerverletzungen zu. Der Einsatz von Kunststoff ist ein zusätzliches Hilfsmittel bei der Spätversorgung von großen Stirnbeindefekten sowie beim epithetischen Ersatz von Organverlusten im Bereich der Ohrmuschel, des Auges und nach größeren Knochensubstanzverlusten im Gesicht.

Literatur

1 Braunstein, P. W.: Medical aspects of automotive crash injury research. J. Am. med. Ass. *163:* 249 (1957).
2 Gögler, E.: Unfallopfer im Straßenverkehr (Documenta Geigy, Ser. Chir. Geigy, Basel 1962).
3 Luhr, H. G.: Zur stabilen Osteosynthese bei Unterkieferfrakturen Dt. zahnärztl. Z. *23:* 754 (1968).
4 Jahnke, K.: Zur Eignung keramischer Werkstoffe für die rekonstruktive Chirurgie des Gesichtsschädels und des Mittelohres. Vortrag 21. Jahrestagung Dt. Ges. plast. wiederherstell. Chirurgie; Giessen, Oktober 1983.
5 Osborn, J.-H. und Pfeifer, G.: Hydroxylapatitkeramik als Knochenersatz (experimentelle und klinische Untersuchungsergebnisse). Vortrag 21. Jahrestagung Dt. Ges. plast. wiederherstell. Chirurgie: Giessen, Oktober 1983.

Offene Schädel-Hirn-Verletzungen

W. Grote

Die operative Versorgung einer offenen Schädel-Hirn-Verletzung ist nach wie vor unabdingbar geboten, um die zerebrale Schädigung auf ein Minimum zu begrenzen und mögliche Komplikationen weitgehend zu verhindern. Sie gehört ausschließlich in die Obhut des Neurochirurgen. Sowohl in der Indikationsstellung zum chirurgischen Vorgehen als auch in der Art des operativen Geschehens ist in den letzten Jahrzehnten eine entscheidende Änderung nicht eingetreten.

Jede offene Schädel-Hirn-Verletzung soll unmittelbar, zumindest innerhalb von zwölf Stunden, der operativen Behandlung zugeführt werden. Ausnahmen machen hier allenfalls die fronto-basalen oder otogenen Liquorfisteln, die ja auch den offenen Verletzungen zugeordnet werden müssen, da eine Verbindung von außen zum Schädelinnenraum vorliegt.

Vorteile für die operative Behandlung haben sich allerdings besonders durch die Computertomographie und Liquorraumszintigraphie in der vorausgehenden Diagnostik ergeben. Offene Hirnverletzungen werden verursacht durch stumpfe oder scharfe Gewalteinwirkungen.

Stumpfe Gewalteinwirkungen durch Sturz, Aufprall und unterschiedliche breitflächigere Gegenstände bewirken meist ausgedehntere, breitklaffende penetrierende Verletzungen.

Sogenannte scharfe Verletzungen werden entweder durch Schußeinwirkungen oder Pfählungen mit meist spitzen Metallteilen hervorgerufen, wie auch durch Nagelschuß- und Tierschußgeräte. Hier ist die penetrierende Wunde klein und manchmal kaum sichtbar, aber besonders bei den Schußeinwirkungen mit ausgedehnten Hirnverletzungen verbunden.

Sichere Zeichen einer offenen Hirnverletzung sind einmal der Austritt von Hirnbrei aus der Verletzungsstelle und Austritt von Hirnbrei mit Abträufeln von Liquor aus Nase und Ohr, ebenso der röntgenologische Nachweis von Fremdkörpern oder von Luft innerhalb der Schädelhöhle. Darüber hinaus können bei Fehlen dieser unübersehbaren Hinweise durchaus offene Schädel-Hirn-Verletzungen vorliegen, wobei die Beurteilung vom äußeren Aspekt schwierig sein kann, und zusätzliche Untersuchungen, wie spezielle Röntgen-

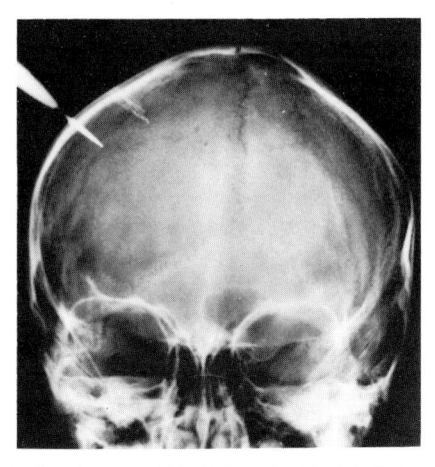

Abbildung 1. Nagelschußverletzung. Die Spitze des Projektils hat den Schädelknochen durchschlagen und eine Hirnwunde verursacht.

untersuchungen (z. B. Tomographie der Basis), Computertomographie und Liquorraumszintigraphie, werden unerläßlich. Die Röntgennativaufnahmen des Schädels in zwei Ebenen gehören ohnehin zur orientierenden Untersuchung und stellen mit den rein klinischen Daten die Weichen für notwendige, eben angeführte weitere diagnostische Maßnahmen.

Die Erstversorgung am Unfallort ist an sich analog den Anforderungen bei den gedeckten Schädel-Hirn-Verletzungen. Zusätzlich ist anzugeben, daß am Unfallort keine Wundversorgung stattfinden soll oder die Entfernung von Fremdkörpern (Abbildung 1), die primär sogar eine lebensrettende Tamponade bewirken können. Besonders fronto-basale Verletzungen können mit bedrohlichen Nebenhöhlenblutungen einhergehen; hierbei sollte die Blutungsquelle tamponiert werden.

Die operative Versorgung jeder offenen Hirnverletzung trotz antibiotischer Abschirmung, die wir bei allen offenen Verletzungen ausüben, sollte möglichst frühzeitig durchgeführt werden. Bei den mehrfach Verletzten sollten trotz der meist vorrangig zu versorgenden Schädel-Hirn-Verletzung die verschiedenen Fachbereiche den optimalen Behandlungsablauf gemeinsam festlegen.

Die chirurgische Behandlung offener Schädel-Hirn-Verletzungen soll hier nicht im einzelnen dargestellt werden. Nur allgemein sei darauf hingewiesen, daß bei einer übersichtlichen Darstellung des Wundbereiches eine exakte Versorgung vor allem des verletzten Gehirns und der Dura und in zweiter Linie auch der Haut und des Knochens erforderlich ist.

Besonders die Hirnwunde muß von Fremdkörpern (Knochenanteile, Projektile, Schmutz usw.) und nekrotischem Gewebe so schnell wie möglich befreit werden. Die Dura soll darüber wieder verschlossen werden. Bei größeren Durazerreißungen mit Defekten wird eine plastische Deckung notwendig. Wir bevorzugen hierzu Galeaperiost und Faszie gegenüber lyophilisierter Dura, um möglichst keine zusätzlichen Fremdkörper in die Wunde zu implantieren. Entstandene Knochendefekte verschließen wir bei der primären Wundversorgung aus dem gleichen Grund nicht mit alloplastischem Material, sondern überlassen dies einem sekundären Eingriff. Liegt auch eine Verletzung eines der großen Hirnsinus vor, was die äußere Betrachtung einer Wunde zunächst noch nicht erkennen läßt, so werden zusätzliche hohe technische Anforderungen verlangt, denn die Erhaltung der Durchgängigkeit des Längssinus gibt allein schon die Voraussetzung ab, daß die Verletzung überlebt werden kann.

Auf zwei Formen offener Verletzungen sei noch besonders hingewiesen, die Schußverletzungen und nasalen oder otogenen Liquorfisteln.

Speziell bei den Schußverletzungen, durch Fremdeinwirkung oder meist in suizidaler Absicht entstanden, gilt der Grundsatz, daß die Operation nicht gefährlicher sein darf als die Verletzung selbst. Sowohl beim Steckschuß wie beim Durchschuß entstehen meist ausgedehnte Hirnwunden, bei denen eine exakte chirurgische Versorgung ein nicht mehr gerechtfertigt erscheinendes zusätzliches Risiko abgibt (Abbildung 2 und 3a–c). Hier wird dann bewußt eine entzündliche oder sonstige Spätkomplikation in Kauf genommen. Dies schließt natürlich nicht aus, daß angehbare Schußverletzungen auch operativ versorgt werden (Abbildung 4a und b).

Zu den nasalen und otogenen Liquorfisteln ist zu sagen, daß sie immer dann primär versorgt werden, wenn gleichzeitig eine offene Schädel-Hirn-Verletzung vorliegt, die ohnehin der unmittelbaren Behandlung bedarf. Die Liquorfisteln entstehen meist jedoch im Rahmen sog. gedeckter Schädel-Hirn-Verletzungen, bei denen gleichzeitige knöcherne Verletzungen im Bereich der Schädelbasis mit Eröffnung der Nasennebenhöhlen oder Felsenbein- und Mastoidfrakturen vorliegen. Da hier die Dura dem Knochen stark adhärent ansitzt, reißt sie mit ein und eröffnet den Schädelinnenraum zur Außenwelt. Es kann Liquor nach außen sichtbar ablaufen oder auch Luft spontan in den Schädel einströmen (Abbildung 5a und b). Wegen der großen Gefahr der aufsteigenden Infektion sind alle anhaltenden Liquorfisteln operativ zu verschließen, was praktisch ausschließlich nur von einem intrakraniellen Zugang möglich ist.

Immer dann, wenn Zweifel am Vorliegen einer Liquorfistel bestehen, ist eine Liquorraumszintigraphie indiziert. In den Liquorraum applizierte radioaktive Isotope weisen durch den Nachweis vermehrter Aktivität meist im Nasensekret auf eine offene Verbindung zum Schädelinnenraum hin (Abbildung 6).

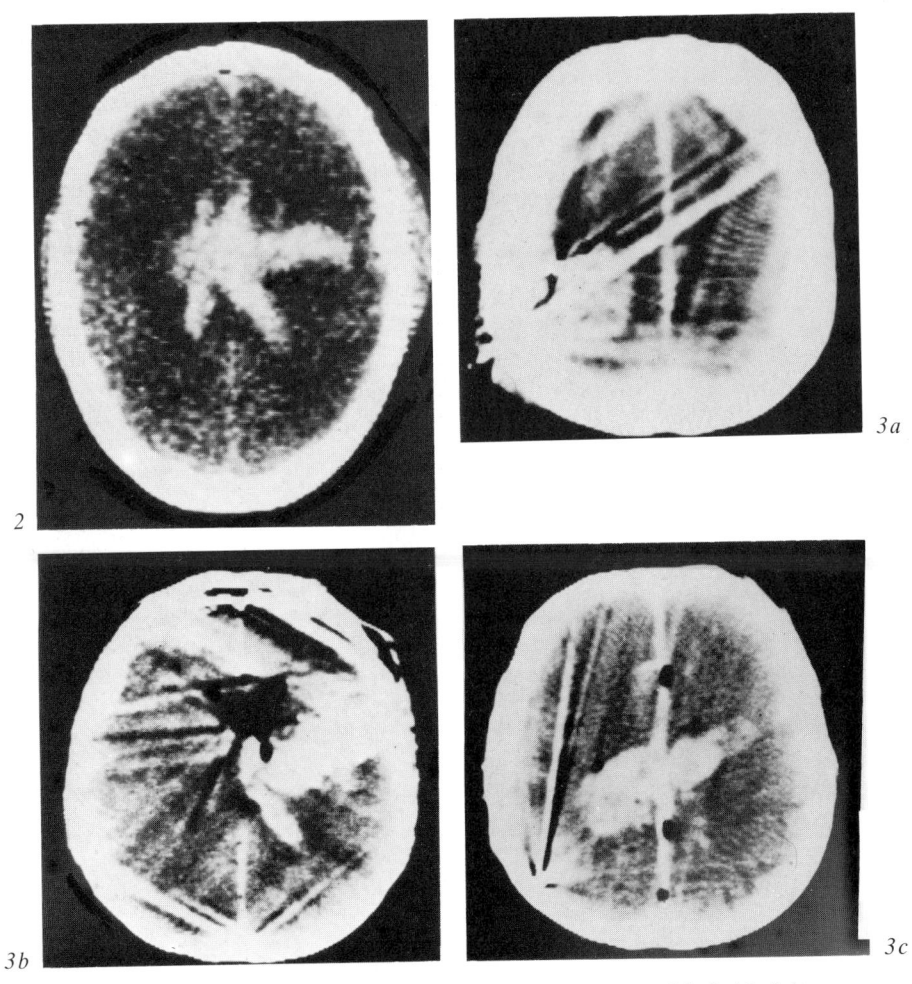

Abbildung 2. Verletzung durch Steckschuß. Der Schußkanal erreicht beide Seitenventrikel, die ebenfalls mit Blut austamponiert sind.

Abbildungen 3a–c. In den verschiedenen Schichtebenen der Computertomographie kommt das gesamte Ausmaß einer Durchschußverletzung zur Darstellung.

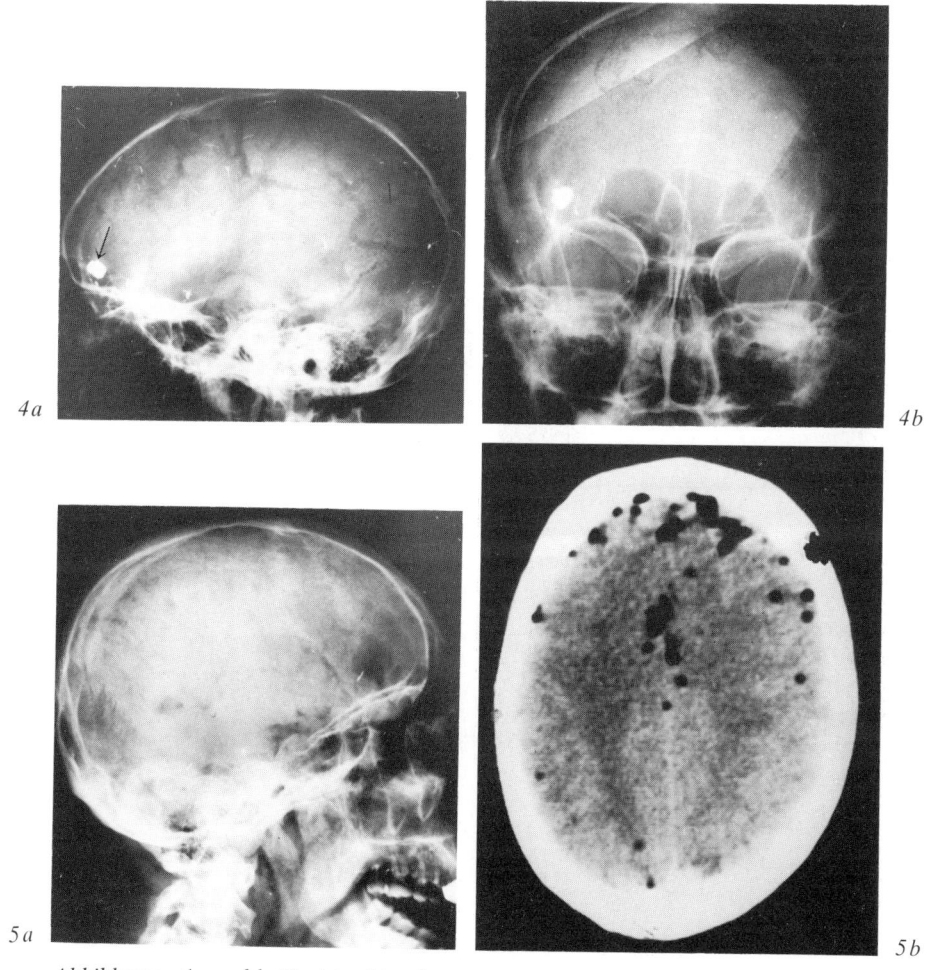

Abbildungen 4a und b. Rechtsseitige fronto-basale Steckschußverletzung.

Abbildungen 5a und b. Röntgenologischer und computertomographischer Nachweis intrakranieller Luftansammlung nach fronto-basaler Basisfraktur mit Eröffnung der Nebenhöhlen.

6

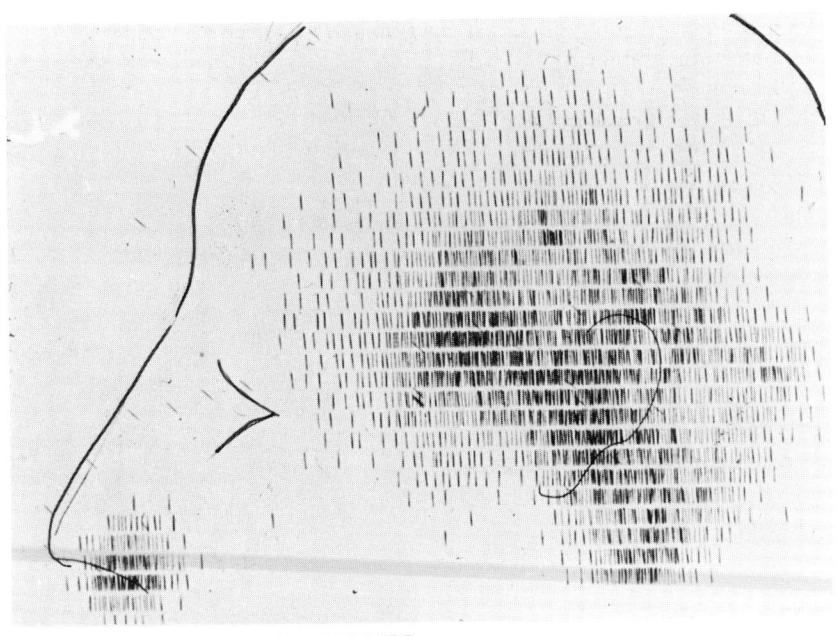

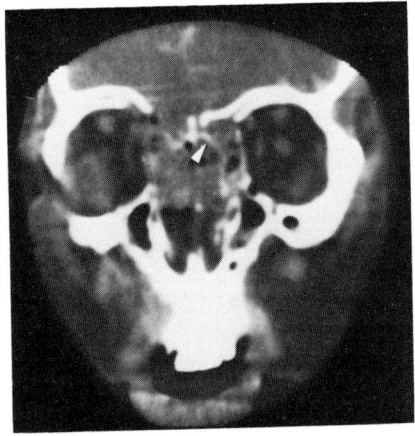

7

Abbildung 6. Liquorraumszintigraphie mit Nachweis einer nasalen Liquorfistel.

Abbildung 7. Kontrastmittelstraße im Computertomogramm nach intrathekaler Kontrastmittelgabe.

Bei speziellen Fragen hinsichtlich der genauen Lokalisation kommt auch die Computertomographie mit intrathekaler Kontrastmittelgabe zur Anwendung (Abbildung 7).
Die frühzeitige operative Versorgung der offenen Schädel-Hirn-Verletzungen soll den primär entstandenen Schaden so gering wie möglich halten und die Skala folgender Komplikationsmöglichkeiten verhindern:

1. Mengingitis
2. Phlegmonöse Markenzephalitis
3. Ventrikelinfektion (Pyozephalus)
4. Epidurales und subdurales Empyem
5. Frühabszeß
6. Spätabszeß

Literatur beim Verfasser.

Ergebnisse bei offenen Schädel-Hirn-Traumen

B. Lamers und W. Castro

Im Rahmen einer retrospektiven Studie wurden 237 von 335 Patienten, die unter der Diagnose offene Schädel-Hirn-Verletzung in die Neurochirurgische Klinik des Klinikum Essen eingeliefert wurden, untersucht. 81% der Verletzten waren männlichen Geschlechts. Die Altersverteilung war gleichmäßig, nur bei offenen fronto-basalen Schädel-Hirn-Traumen und bei offenen Impressionsfrakturen wurde eine Häufung der Fälle zwischen 20 bis 40 bzw. 0 bis 10 Jahren beobachtet.

Die offenen Impressionfrakturen waren am häufigsten frontal lokalisiert, bei den kombinierten Verletzungen handelte es sich meist um ausgedehnte Zertrümmerungen frontal und fronto-basal, paramedian mit ausgedehnten Hirnquetschungsherden.

Tabelle I.

	Offenes fronto-basales SHT (F.B.) (%)	Offene Impressionsfraktur (Im.) (%)	Kombination F.B.+Im. (%)	Schußverletzung (%)	Otogene Liquorfistel (%)	Gesamt (%)
Verkehrsunfall	19	20	3		3	45
Arbeitsunfall	10	5	1		<1	16
Haushaltsunfall	2	6	<1		<1	8
Sport-Spielunfall		5			<1	5
Verbrechen		3	<1	3	<1	7
Suizid				9		9
Iatrogen	3					3
Unklar	3	2	1	1		7
Gesamt	37	41	5	13	4	100

Der Verkehrsunfall wurde eindeutig als häufigste Ursache einer offenen Schädel-Hirn-Verletzung beobachtet (Tabelle I). Die iatrogenen frontobasalen Liquorfisteln traten immer im Anschluß an einen HNO-ärztlichen Eingriff wegen entzündlicher Prozesse im Bereich der pneumatisierten Höhlen der Schädelbasis auf.
47% der Patienten waren bei Einlieferung in die Klinik komatös. Der Ausgangszustand bei Aufnahme war besonders bei den Schußverletzungen und den kombinierten Verletzungen (fronto-basale Verletzung und Impressionsfraktur) als ungünstig zu beurteilen.
Alle Patienten wurden nach den Kriterien, wie unter anderem von *Grote* ausgearbeitet, behandelt. Nur 36% der Patienten mit einer Schädelbasisfraktur und otogener Liquorrhoe bedurften einer chirurgischen Behandlung.
Der Beobachtungszeitraum erstreckte sich insgesamt im Schnitt über zehn Monate, 27% der Patienten wurden länger als zwei Jahre betreut.

Resultate

Im Beobachtungszeitraum verstarben ¼ der Patienten an den Unfallfolgen. Die OP-Mortalität selber war mit weniger als 4% insgesamt wesentlich niedriger. Die höchste Letalität wurde in der Gruppe der kombiniert Verletzten und in der Gruppe der Schußverletzten beobachtet (60% und 59%). Eine mögliche Ursache für den letalen Verlauf bei den Patienten mit einer relativ guten Ausgangslage findet sich in der Häufung von Polytraumen in dieser Gruppe. Im übrigen fand sich erwartungsgemäß eine noch höhere Mortalität mit steigendem Alter, außer in den Altersgruppen 5 bis 10 Jahre mit offenen Impressionsfrakturen, wo eine altersgebundene ausgeprägte Hirnödembildung für diese Diskrepanz verantwortlich sein dürfte. Im Falle des Auftretens von Komplikationen im Behandlungsverlauf fand sich ebenfalls eine höhere Mortalität.
Ausgehend von der Glasgow-outcome-Scale fanden sich erwartungsgemäß bei den Patienten mit einer guten Ausgangssituation und keiner oder nur geringer Bewußtseinsstörung bei Einlieferung die günstigsten Krankheitsverläufe (Tabelle II) und umgekehrt letale Verläufe hauptsächlich bei den bei Einlieferung als Koma III oder IV klassifizierten Patienten.

Tabelle II. Glasgow-outcome-Scale.

	1 (%)	2 (%)	3 (%)	4 (%)	5 (%)
Offenes fronto-basales SHT (F. B.)	11	1	8	10	70
Impressionsfraktur (Im.)	26	2	2	8	62
Kombination F. B. + Im.	60		10	20	10
Schußverletzung	59		14	14	13
Otogene Liquorfistel	9			45	46

Die neurologischen Restsymptome bei den Überlebenden nach offenen Schädel-Hirn-Traumen ergaben ein Verteilungsmuster, das in der Literatur bekannt ist. Sie dürften sich zum Teil erklären lassen aus der Verteilung der Art und des Ernstes der Verletzungen. Einer Betonung bedürfen unseres Erachtens die psychischen Störungen, die sich in ein hirnorganisches Psychosyndrom zusammenfassen lassen und die bei exakter psychologischer/soziologischer Prüfung wahrscheinlich die beschriebenen 38% überschreiten dürften. Diese Psychosymptomatik dürfte die Lebensqualität der Patienten mindestens so häufig negativ beeinflussen wie die neurologische/organische Symptomatik.

Zusammenfassend kann man sagen, daß die Prognose nach einer offenen Schädel-Hirn-Verletzung an sich als günstig beschrieben werden kann, insbesondere bei einer günstigen neurologischen Ausgangssituation und bei Fehlen von Komplikationen.

Literatur beim Verfasser.

Gedeckte Schädel-Hirn-Traumen

H. E. Clar

Der Verletzungsmechanismus beim gedeckten Schädel-Hirn-Trauma ist pathophysiologisch ein völlig anderer als bei der offenen Hirnverletzung. Während bei dieser die lokale Hirnschädigung mit Durazerreißung im Vordergrund steht, dominiert beim gedeckten Trauma die allgemeine Hirnläsion bei intakter Dura.
Bewußtlosigkeit ist das Leitsymptom im Gegensatz zum Lokalbefund bei der offenen Verletzung. Für die Beurteilung der Schwere eines gedeckten SHT sind aber darüber hinaus weitere Faktoren von Bedeutung:

Grad der Bewußtseinsstörung
Zerebrale Veränderungen (Blutungen, Ödem)
Intrakranieller Druck
Mittelhirnbeteiligung
Therapie

Grad der Bewußtseinsstörung

Die Differenzierung von Schädel-Hirn-Traumen nach dem Schweregrad geht auf *Petit, Bruns* und *von Bergmann* zurück, in die Stadieneinteilung

Kommotio – Kontusio – Kompressio,

wobei morphologische Veränderungen die Grundlage bildeten.

Der Versuch, die Dauer der Bewußtseinstrübung mit einzubeziehen, führte zur Graduierung von *Tönnis* und *Loew:*

SHT Grad I	5 Minuten	
SHT Grad II	< 30 Minuten	bewußtlos
SHT Grad III	> 30 Minuten	

Die Glasgow-Koma-Scale erlaubt darüber hinaus eine differenzierte Aussage unter Einbeziehung der neurologischen Symptomatik (Tabelle I).

Tabelle I. Glasgow-Koma-Scale.

Augen öffnen		Motorische Reaktion		Verbale Äußerung	
		Folgt	6		
		Gezielt	5	Orientiert	5
Spontan	4	Zurückziehen	4	Verwirrt	4
Anruf	3	Abnorme Beugung	3	Inadäquate Worte	3
Schmerz	2	Streckt	2	Inkohärente Laute	2
Kein	1	Keine	1	Keine	1

Tabelle II. Koma-Klassifikation (Brüssel).

Grad I	Bewußtlos
Grad II	Bewußtlos
	Paresen/Anfälle/Anisokorie
Grad III	Bewußtlos
	Paresen/Anfälle/Anisokorie
	Streckmechanismen
	Augenbewegungsstörungen
Grad IV	Bewußtlos
	herabgesetzter Muskeltonus
	Weite reaktionslose Pupillen
	Spontanatmung

Tabelle III. Vergleich der Koma-Skalen.

Koma-Klassifikation (Brüssel) (Grad)	Glasgow-Koma-Scale (Skala)
I	11–15
II	7–10
III	4–6
IV	3

Eine Graduierung – ähnlich der Graduierung der Gliome – mit prognostischer Aussage erlaubt die Koma-Klassifikation, die von den Europäischen Gesellschaften für Neurochirurgie in Brüssel 1976 erarbeitet wurde (Tabelle II).
Ein Vergleich der beiden letztgenannten Einteilungen ist möglich. Dies hat eine große Bedeutung für die Beurteilung der Ergebnisse verschiedener Kliniken (Tabelle III).
Neben dem diesen Graduierungen zugrundeliegenden neurologischen Status müssen apparative Untersuchungsverfahren herangezogen werden, um zusätzlich das Ausmaß der Schädigung exakt feststellen zu können.

Computertomogramm

Im Computertomogramm kann das Ausmaß der substantiellen Hirnschädigung als Blutung, Gewebszerreißung oder Hirnödem nachgewiesen werden. Insbesondere können zusätzlich raumfordernde Hämatome, Fremdkörper oder andere Komplikationen ausgeschlossen werden.
Das Ausmaß des traumabedingten Hirnödems läßt sich erkennen anhand der Ventrikelweite, Darstellung der basalen Zisternen und der kortikalen Subarachnoidalräume. Eine Korrelation zu den klinischen Befunden ist somit in den meisten Fällen möglich.

Hirnödem

Ein lokales, meist passageres Hirnödem tritt fast regelmäßig bei gedeckten Schädel-Hirn-Verletzungen insbesondere in der Umgebung von Rindenprellungsherden auf mit unterschiedlicher Latenz (1 bis 10 Tage). Von großer prognostischer Bedeutung ist dagegen ein generalisiertes Ödem – im Kindesalter gehäuft beobachtet – mit ausgeprägter Massenverlagerung oder Obliteration der Reserveräume (Ventrikel, Zisternen, Subarachnoidalräume) (Abbildungen 1 und 2).
Pathophysiologisch bewirkt das gedeckte Hirntrauma eine Schädigung der Blut-Hirn-Schranke im Bereich der »tight junctions«; die Astrozytenfüße liegen hier der Basalmembran der kleinen Gefäße direkt an. Entweder durch direkte Gewebszerreißung oder durch sekundäre Schäden wird die Blut-Hirn-Schranke für Stoffe des peripheren Blutes durchgängig. Hierbei kommt es nach *Reulen* durch kapilläre transmurale Druckdifferenz zum Extravasat.

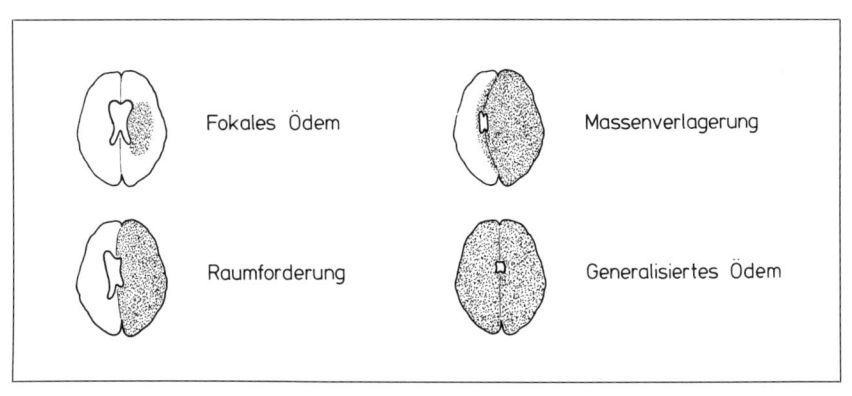

Abbildung 1. Hirnödem bei gedecktem SHT.

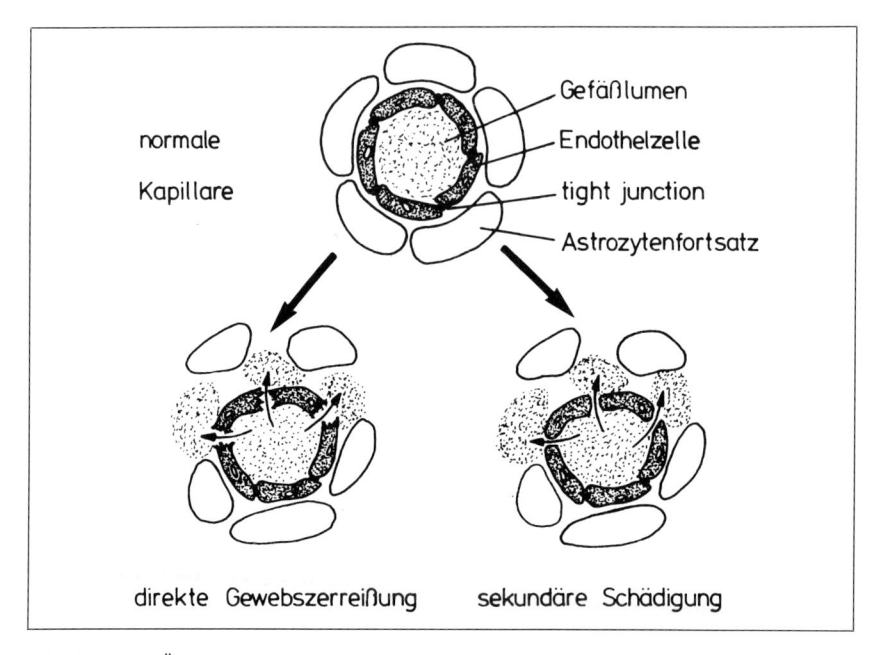

Abbildung 2. Ödementwicklung beim Schädel-Hirn-Trauma (nach *Reulen*).

Diese Zunahme des Gewebevolumens führt zu einer Verminderung der lokalen Hirndurchblutung mit der Folge einer lokalen Hypoxie und Laktazidosis. Diese bewirkt eine intrazelluläre pH-Verschiebung. Hieraus ergibt sich eine Störung des Mechanismus der Natrium-Pumpe mit Einstrom von Wasser in die Zelle. Die Laktazidose kann weiterhin einen Verlust der Autoregulation der regionalen Hirndurchblutung mit Vasoparalyse hervorrufen. Dieser Prozeß spielt sich vorwiegend in der weißen Substanz des Marklagers ab, deren Wassergehalt von 70% auf 82% zunehmen kann. Durch diese Faktoren kann das Ödem raumfordernd werden und somit der intrakranielle Druck ansteigen. Die Zunahme des Hirndruckes ist wiederum Ursache für eine weitere Verminderung der Hirndurchblutung – somit droht die Gefahr eines Circulus vitiosus.

Hirndruck

Eine Erhöhung des intrakraniellen Druckes ist daher immer ein Zeichen für eine massive Raumforderung oder ein generalisiertes Ödem. Wenn die Reserveräume weitgehend aufgebraucht sind, führt eine geringe weitere

Volumenzunahme zu einem steilen Druckanstieg. Übersteigt der Hirndruck den arteriellen Perfusionsdruck, droht die Gefahr des zerebralen Kreislaufstillstandes. Frühzeitige kontinuierliche Druckmessung kann entscheidende zusätzliche Informationen über das Ausmaß der Störung der Blut-Hirn-Schranke erbringen. Obgleich alle bisherigen Systeme technisch Anfälligkeiten zeigen, ist es meist möglich, zumindest eine Aussage über relative Druckänderungen zu machen und Druckspitzen, z. B. in Form von Plateauwellen, zu erkennen. Die Wertigkeit der Druckmessungen darf aber nur in Korrelation mit dem klinischen Befund gesehen werden.

Mittelhirnbeteiligung

Von großer prognostischer Bedeutung – meist ohne Steigerung des intrakraniellen Druckes – ist eine Beteiligung des Mittelhirns anzusehen. Da *primäre* traumatische Mittelhirnschädigungen in fast allen Fällen sofort zum Tode führen und nicht mehr zur Untersuchung kommen, ist für die Klinik die *sekundäre* Mittelhirnläsion von Bedeutung. Klinisch, computertomographisch und morphologisch können verschiedene Schweregrade von Mittelhirnschädigungen differenziert werden (Abbildung 3).

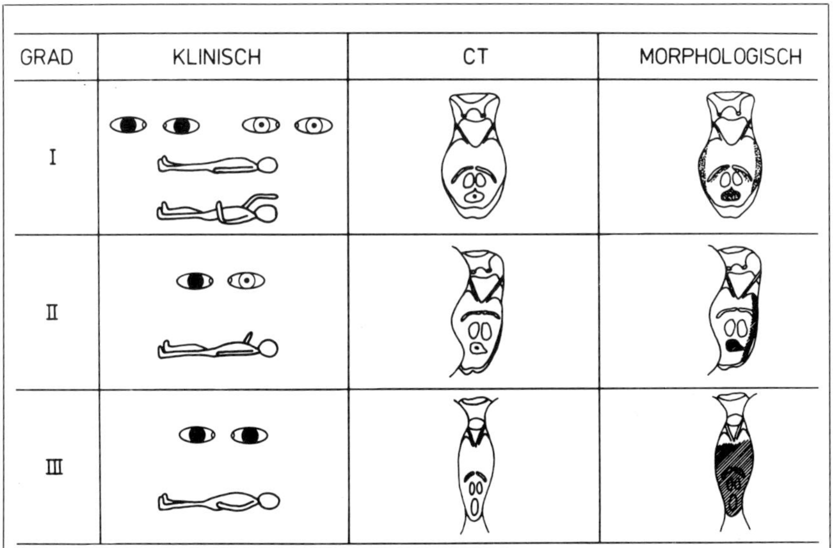

Abbildung 3. Grade der Mittelhirneinklemmung.

Grad I – Einengung des Tentoriumschlitzes ohne Kompression des Hirnstammes, klinisch wechselnde Stammhirnsymptomatik, morphologisch punktförmige Läsionen.
Grad II – Einseitige Herniation im CT mit konstanten einseitigen Stammhirnsymptomen, morphologisch partielle Schädigung des Hirnstammes.
Grad III – Beiderseitige komplette Einklemmung mit Elongation des Hirnstammes, klinisch ausgeprägter Hirnstammquerschnitt, morphologisch hochgradige bis vollständige Infarzierung des Hirnstammes.

Therapie

Die symptomatische Therapie des gedeckten Schädel-Hirn-Traumas richtet sich gegen die pathophysiologischen Mechanismen, wie Störung der Blut-Hirn-Schranke, Hirndurchblutungsstörung, Hypoxie und Hirndruck.

Grundvoraussetzung für eine erfolgversprechende Therapie stellen stabilisierte Atmung und Kreislaufverhältnisse dar.

Im Rahmen der medikamentösen Therapie ist als erstes die Behandlung mit osmotisch wirksamen Substanzen zu nennen, die eine Erhöhung des osmotischen Gefälles zwischen Gefäßsystem und Interstitium bewirken. Hierdurch strömt Flüssigkeit aus dem Gewebe in das Gefäßsystem zurück. Gleichzeitig kommt es zu einer Abnahme der Liquorproduktion, des Liquordruckes und des Hirndruckes. Die Verminderung des intrakraniellen Druckes ermöglicht eine bessere Hirndurchblutung, so wird der Circulus vitiosus durchbrochen.

Tabelle IV. Therapieschema beim gedeckten SHT.

Koma-Grad- (Brüssel)	
Grad I	Überwachung/Bilanzierung
Grad II	Überwachung/Bilanzierung
	Kortikoidtherapie
Grad III	Überwachung/Bilanzierung
	Kortikoidtherapie
	Beatmung
	Hirndruckmessung (Osmotherapie)
Grad IV	Überwachung/Bilanzierung
	(Kortikoidtherapie)
	Beatmung
	Hirndruckmessung, Osmotherapie

Eine gezielte Osmotherapie, die wirksamste Methode zur Senkung des Hirndruckes, darf heute nur noch – wegen des gefürchteten Rebound-Effektes – unter gleichzeitiger Hirndruckmessung druchgeführt werden (Tabelle IV).

Eine antiödematöse Therapie mit Glukokortikoiden beim gedeckten Schädel-Hirn-Trauma geht von der Theorie aus, daß diese einen abdichtenden, stabilisierenden Effekt auf die Zellmembranen ausüben, wodurch die defekte Blut-Hirn-Schranke wieder geschlossen wird. Der therapeutische Effekt hängt daher im wesentlichen davon ab, ob durch das Trauma eine irreversible Zerreißung der »tight junctions« eingetreten ist, oder ob eine reversible Schädigung der Blut-Hirn-Schranke vorliegt. Bei reversibler Störung ist ein Therapieeffekt zu postulieren, eine irreversible Schädigung ist gegen Kortikoide therapieresistent. Da es bisher keine diagnostischen Methoden zur Differenzierung reversibler oder irreversibler Schädigungen der Hirnsubstanz gibt, ist eine Entscheidung für oder gegen eine Kortikoidtherapie beim gedeckten Hirntrauma nicht allgemein zu fällen. Bisher vorliegende europäische Studien über den Einfluß von Glukokortikoiden auf die Prognose des Schädel-Hirn-Traumas konnten keine schlüssigen Beweise für oder gegen die Wirksamkeit von Kortikoiden führen, da weder einheitliche Graduierungen, CT-Befunde, Komplikationen noch Hirndruckmessungen angeführt wurden. Gastrointestinale Blutungen korrelierten bei 433 Patienten nur mit der Schwere des Schädel-Hirn-Traumas, besonders der Zwischenhirnschädigung, aber nicht mit der Gabe von Kortikoiden (*Kamada* et al.). Die Frequenz betrug 1,8% bei 5331 Patienten aus 42 Studien und zeigte keine Differenz zwischen Steroid und Kontrollgruppen (*Conn* et al.).

Die genannten Gründe sprechen für die systematische Anwendung einer Kortikoidtherapie, wenn man davon ausgeht, daß neben irreversiblen therapieresistenten auch reversible therapierbare Ödemkomponenten beim gedeckten Schädel-Hirn-Trauma vorhanden sind.

Zusammenfassung

Im Gegensatz zum offenen Schädel-Hirn-Trauma mit meist lokaler Hirnschädigung dominiert beim gedeckten Trauma die allgemeine Hirnläsion. Das Leitsymptom ist die Bewußtlosigkeit. Zur Differenzierung des gedeckten Schädel-Hirn-Traumas wurden zahlreiche Graduierungen entwickelt. Neuere Klassifikationen versuchen – ähnlich der Graduierung der Gliome – eine prognostische Aussage (Koma-Klassifikation [Brüssel] / Glasgow-Koma-Scale). Zusätzliche Befunde: Computertomographie (Ödeme, Kontusionsherde, Blutungen) sowie Hirndruckmessung und Untersuchung von Hirnstammläsionen erlauben eine differenzierte vergleichbare Beurteilung gedeckter Traumen. Nur so können Therapieeffekte (z. B. Kortikoidtherapie) analysiert werden.

Literatur

1 Clar, H. E.; Nahser, H. C. und Gerhard, L.: Zeichen der Mittelhirnschädigung im Computertomogramm und Hirnschnitten nach Schädel-Hirn-Trauma. In: Müller, Das traumatische Mittelhirnsyndrom und die Rehabilitation schwerer Schädel-Hirn-Traumen, S. 53–59 (Springer, Berlin/Heidelberg/New York 1982).
2 Frowein, R. A.; Haar, auf der, K. and Terhaag, D.: Assessment of coma. Reliability of prognosis. Neurosurg. Rev. *3:* 67–74 (1980).
3 Grote, W. und Bock, W. J.: Verletzungen des zentralen Nervensystems. In: Vossschulte, Kummerle, Peiper, Weller, Lehrbuch der Chirurgie, 19.1.–19.25 (Thieme, Stuttgart/New York 1982).
4 Kretschmer, H.: Neurotraumatologie (Thieme, Stuttgart 1978).
5 Reulen, H. J.: Hirnödem. In: Dietz, Umbach und Wüllenweber, Klinische Neurochirurgie, S. 88–102 (Thieme, Stuttgart/New York 1982).
6 Schulte, R. M.: Glukokortikoide – Pro und Contra. Med. Welt *34:* 3–15 (1983).
7 Schulte, R. M.: Problematik von klinisch-pharmakologischen Studien beim Schädel-Hirn-Trauma. Krankenhausarzt *56:* 463–473 (1983).
8 Teasdale, G. and Jannett, B.: Assessment of coma and impaired consciousness – a practical scale. Lancet *II:* 81–84 (1974).

Ergebnisse bei gedeckten Schädel-Hirn-Traumen

Z. B. Jamjoom

In den Jahren von 1978 bis 1982 wurden in der Neurochirurgischen Universitätsklinik Essen insgesamt 933 Patienten mit akutem gedeckten Schädel-Hirn-Trauma behandelt.
Tabelle I zeigt die Häufigkeitsverteilung der Patienten und den prozentualen Anteil jugendlicher Verletzter nach der Schwere der Schädel-Hirn-Verletzung aufgeschlüsselt. Das besonders hohe Vorkommen schwerer Schädel-Hirn-Traumata in der Gesamtgruppe dürfte auf das größere Einzugsgebiet für diese Patienten zurückzuführen sein.

Tabelle I

Schwere des SHT	Anzahl der Patienten	Jugendliche (%)
Leicht	350	30
Mittelschwer	248	26
Schwer	335	22
Gesamt	933	26

Während leichte Schädel-Hirn-Traumata ihren Häufigkeitsgipfel im Kindesalter um das 10. Lebensjahr haben, liegt das Maximum für mittelschwere und schwere gedeckte Hirnverletzungen um etwa zehn Jahre höher (Abbildung 1).
In der Ursachenskala gedeckter Schädel-Hirn-Verletzungen führten in mehr als der Hälfte der Fälle Verkehrsunfälle, gefolgt von Sturzunfällen in weiteren 20% (Tabelle II).
Eine Übersicht über die Behandlungsergebnisse bei den 335 Patienten mit schweren Schädel-Hirn-Traumata wird in Abbildung 2 dargestellt.
Unter den 224 überlebenden Patienten fand sich in 29% der Fälle ein günstiger Ausgang des Schädel-Hirn-Traumas. Hingegen wurde das Ergebnis in weiteren 31% als desolat oder schlecht beurteilt. Die 114 Todesfälle zeigten einen bimodalen Verlauf mit einem klaren und schmalen ersten Maximum

von mehr als 50% in den ersten drei Tagen und einen zweiten breiten weniger ausgeprägten Einstieg um die 2. Woche herum (Abbildung 3). Während die frühen Sterbefälle fast ausschließlich von der Schwere der Verletzung bestimmt werden, scheinen bei den Spätverstorbenen extrazerebrale Faktoren wie hohes Alter und sekundäre Komplikationen mit im Spiel zu sein.

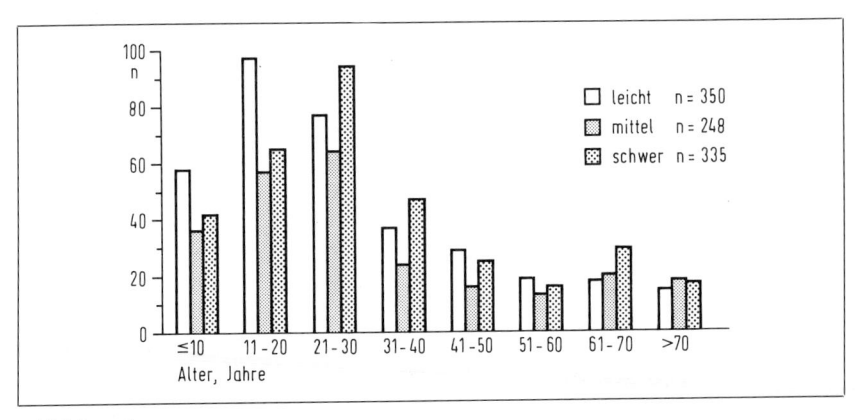

Abbildung 1.

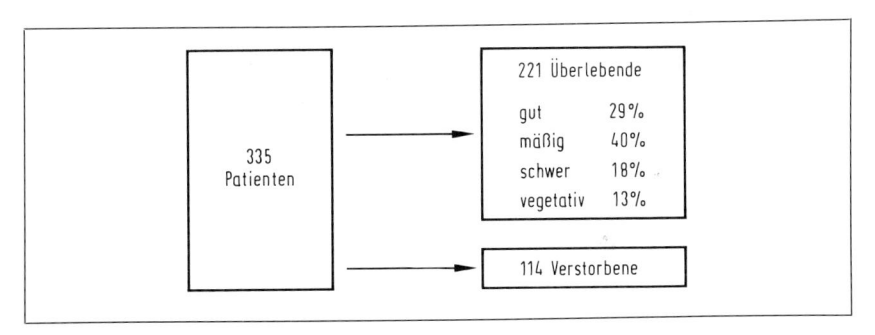

Abbildung 2.

Tabelle II.

Ursache (%)	Leicht	Mittelschwer	Schwer	Alle
Verkehrsunfälle	35	47	67	51
Sturz	36	22	9	21
Betriebsunfälle	9	13	11	11
Sportunfälle	6	6	2	5
Gewalt	2	1	2	2
Andere oder unbekannt	10	11	9	10

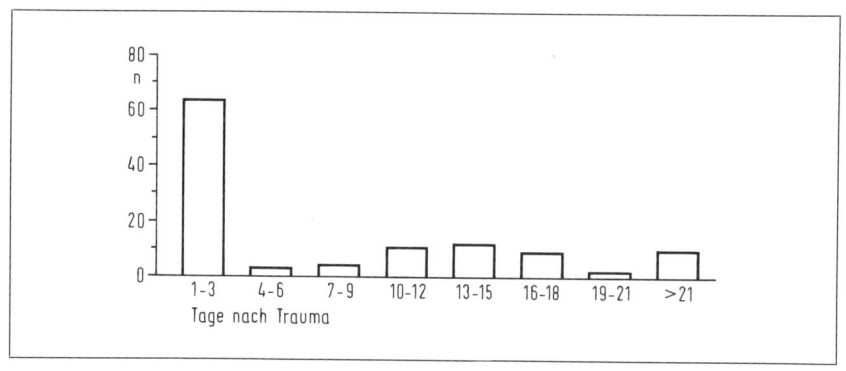

Abbildung 3.

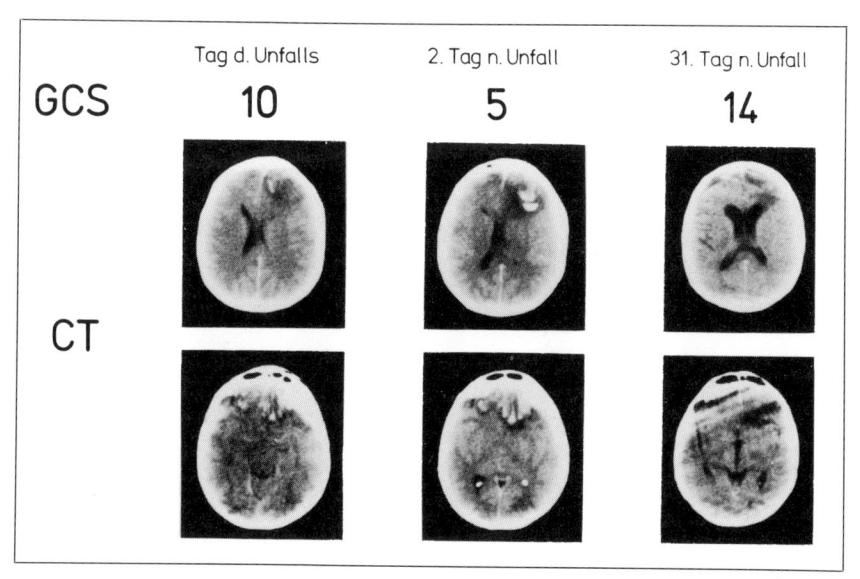

Abbildung 4.

In Abbildung 4 wird ein günstiger Verlauf bei einem Patienten mit einem schweren gedeckten Schädel-Hirn-Trauma demonstriert. Nach einem initialen Koma-Scale von 10 kam es am 2. Tag nach dem Unfall zu einer rechtsseitigen Pupillenerweiterung. Die Glasgow-Koma-Scale betrug nur noch 5. Der epidural gemessene Hirndruck schwankte zwischen 15 und 30 mmHg ohne anhaltende Plateauwellen. Das CT zeigte nun eine deutliche

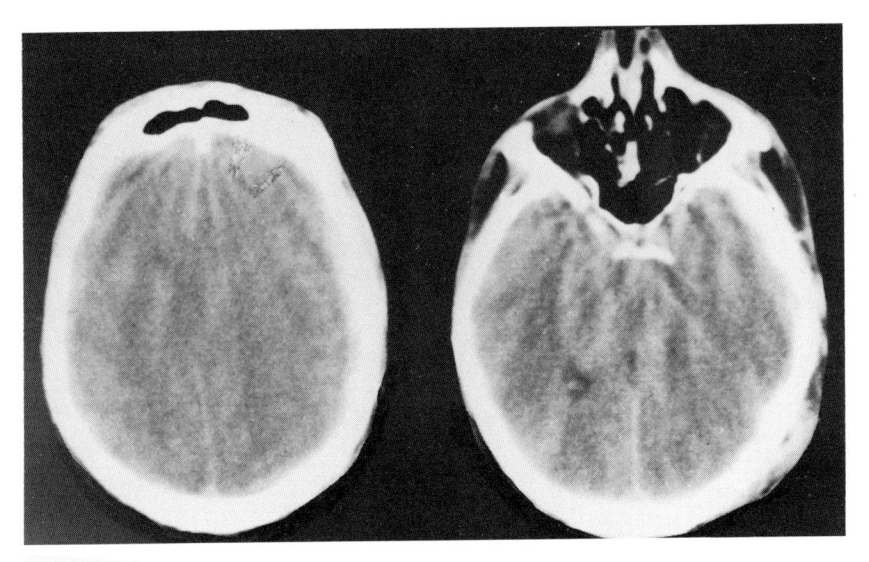

Abbildung 5.

Läsion in %		Früh- verstorbene n = 63	Spät- verstorbene n = 51	Über- lebende n = 221
Generalisiertes Ödem		78	47	26
Fokales Ödem		22	53	74

Abbildung 6.

Zunahme der initialen Kontusionsherde fronto-basal sowie der Mittellinienverschiebung nach links. Unter der Kortikosteroidgabe und der Osmotherapie kam es zu einer protrahierten Besserung der Bewußtseinslage. Am 31. Tag war der Patient bis auf eine Verlangsamung und Desorientiertheit neurologisch unauffällig. Das CT zeigte den fronto-basalen Defektzustand und einen Hydrocephalus e vacuo.

Im Vergleich hierzu gibt Abbildung 5 das Computertomogramm eines Patienten, der zwei Stunden nach einem schweren gedeckten Schädel-Hirn-Trauma verstorben ist, wieder. Als Ausdruck des malignen Hirnödems sind die inneren und äußeren Liquorräume völlig verbraucht. Der übliche Rinden-Mark-Kontrastunterschied ist nicht mehr sichtbar.

Obwohl anhand des CT eine prognostische Aussage nicht möglich ist, zeigt die Analyse der computertomographischen Befunde einen bemerkenswerten Unterschied zwischen der Gruppe mit letalem Ausgang und den überlebenden Patienten.

Während diffuse Läsionen, wie exzessives Hirnödem, ausgedehnte multilokuläre Kontusionen, die Frühsterbefälle kennzeichnen, überwiegen bei den überlebenden Gruppen die fokalen Schädigungen (Abbildung 6).

Literatur beim Verfasser.

Intrakranielle Blutungen

H. M. Mehdorn

Einleitung

Die traumatischen intrakraniellen Blutungen lassen sich nach ihrer Lokalisation bzw. Relation zu den intrakraniellen Häuten systematisch einteilen:
- intrazerebrale Blutungen (ICH)
- Subarachnoidalblutungen (SAH)
- Subduralblutungen (SDH)
- Epiduralblutungen (EDH)

Entstehungsmechanismen

Die Blutungen werden im wesentlichen durch Scherkräfte ausgelöst, die auf die intrakraniellen Strukturen wirken und zu Zerreißungen der Blutgefäße führen. Bei den intrazerebralen, d. h. intraparenchymatösen Blutungen kommt es häufig gleichzeitig zur Schädigung der Hirnsubstanz selbst, d. h. der durch die Blutung hervorgerufene Schaden ist gar nicht oder nur schwer vom primären Hirnschaden zu trennen. Kommt es neben der Zerreißung der Blutgefäße auch zur Zerreißung der Pia mater, tritt Blut in den Subarachnoidalraum aus, so daß eine SAH resultiert. Diese kann manchmal auch anamnestisch nur schwer von einer nicht-traumatischen SAH, z. B. auf der Grundlage von Aneurysmen zu trennen sein, was für die weitere Diagnostik im Hinblick auf die definitive Therapie von Wichtigkeit ist.
Zerreißt zusätzlich zur Pia mater die Arachnoidea, kommt es nach einer Hirnkontusion oder Blutung aus den Hirnrindengefäßen zu einer akuten Subduralblutung, die somit sowohl arteriellen (perakutes SDH) als auch venösen (subakutes SDH) Urspungs sein kann; ein anderer Entstehungsmechanismus ist der Ein-/Abriß von Brückenvenen (akutes SDH) im Rahmen einer (positiven oder negativen) Beschleunigungsbewegung des Schädels.
Von dem akuten SDH hinsichtlich des Entstehungsmechanismus und auch der Altersverteilung ist das chronische SDH zu trennen, das fast ausschließ-

lich bei älteren Patienten mit Hirnatrophie nach einem banalen SHT auftritt. Nach einer leichten Blutung in den Subduralraum, die wegen des atrophischen Hirns zu keinerlei neurologischen Ausfallserscheinungen führt, kommt es zur Verflüssigung des Hämatoms und somit zur Ausbildung eines Ergusses, in den es weiter einbluten kann; hierbei kommt der sich entwickelnden gefäßreichen äußeren Hämatommembran eine besondere Bedeutung zu. Das EDH schließlich ist bedingt durch Ab-/Einriß von Meningealgefäßen und Gefäßen des Schädelknochens, kann also wiederum sowohl arteriellen als auch venösen Ursprungs sein.

Lokalisation

Durch die Entstehungsmechanismen bedingt, werden die Hauptlokalisationen der einzelnen Hämatomarten verständlich: die Hirnkontusionen treten vorwiegend an der Basis und der Spitze des Temporal- und Frontallappens sowie des Okzipitallappens auf. Wegen fehlender Adhäsionen der Dura an der Arachnoidea können sich Blutungen im Subduralraum über die gesamte Hirnoberfläche ausbreiten. Hingegen sind die Epiduralblutungen wegen der Prädilektionsstellen, der Meningealarterien, zu 70% auf der Konvexität lokalisiert, allerdings sollten die restlichen Lokalisationsmöglichkeiten, nämlich die hintere Schädelgrube, die Frontalpole und die Fossa temporalis, nicht vergessen werden.

Klinische Symptomatik und weiterführende Diagnostik

Die klinische Symptomatik der intrakraniellen Blutungen wird zum einen bedingt durch die direkte Hirnschädigung, zum anderen durch die Zeichen der intrakraniellen Drucksteigerung, wobei die Geschwindigkeit ihrer Entwicklung von besonderer klinischer Wichtigkeit ist. Um diese richtig einschätzen zu können, ist eine besonders genaue fortlaufende bzw. engmaschig wiederholte Verlaufskontrolle der Bewußtseinslage und des übrigen wesentlichen neurologischen Befundes eines Patienten erforderlich. Auf die Einzelheiten der klinischen Diagnostik soll hier absichtlich nicht näher eingegangen werden, da es nur selten möglich ist, vom klinischen Bild her die eindeutige Artdiagnose der intrakraniellen Blutung zu stellen (so zeigen nur ca. 20% der EDH den »klassischen Verlauf« mit initialer Bewußtlosigkeit, nachfolgendem luzidem Intervall und anschließender erneuter zunehmender Bewußtlosigkeit!), und für die Therapie vielmehr die weiterführende Diagnostik entscheidend ist.
Diese wird heute wohl am häufigsten durch die CT erfolgen, wenn auch die Röntgennativdiagnostik ihren Platz in der initialen Diagnostik hat und die

Feststellung von Frakturen z. B. einen wichtigen Hinweis für Blutungsquellen bieten kann; die Angiographie wird sicher nur noch in Ausnahmefällen zur Diagnostik traumatischer intrakranieller Blutungen herangezogen werden, wie zur Differenzierung einer traumatischen von einer spontanen subarachnoidalen Blutung.

Die Kontusionsblutungen (Abbildung 1) stellen sich häufig erst verzögert dar, d. h., daß anfangs nur ein Ödem sichtbar ist und erst nach 24 Stunden nach dem Trauma die volle Ausdehnung der Einblutung in das Hirngewebe erkennbar wird. Zwei bis drei Wochen nach dem Ereignis können sie bereits weitgehend zurückgebildet sein.

Ein SDH im akuten Stadium stellt sich als homogen hyperdenser Bereich mit gegen die Hirnoberfläche konkaver Abgrenzung und entsprechend seiner Ausdehnung deutlicher Massenverlagerung dar. Bei mehrzeitigen Blutungen oder durch Sedimentation der korpuskulären Anteile bedingt, kann es zu unterschiedlich dichten Bezirken innerhalb des Hämatoms kommen (Abbildung 2).

Das typische chronische SDH ist dagegen charakterisiert als eine hypodense Raumforderung unterschiedlicher Form mit gelegentlich gut erkennbarer Membran (Abbildung 3).

Im zeitlichen Verlauf zwischen diesen beiden Formen des SDH gibt es noch die Form des isodensen SDH, das meist ca. zwei bis drei Wochen nach einem leichten Unfallereignis als Übergangsform zum chronischen SDH zu finden ist. Auffällig hier im CT lediglich Zeichen der Mittellinienverlagerung, besonders aber die Seitendifferenz der Darstellung der Hirnfurchen über den beiden Hemisphären. Allerdings hilft dieses Kriterium bei beidseitigen isodensen SDH nicht weiter. Oft hilft in einem solchen Fall eine Kontrastmit-

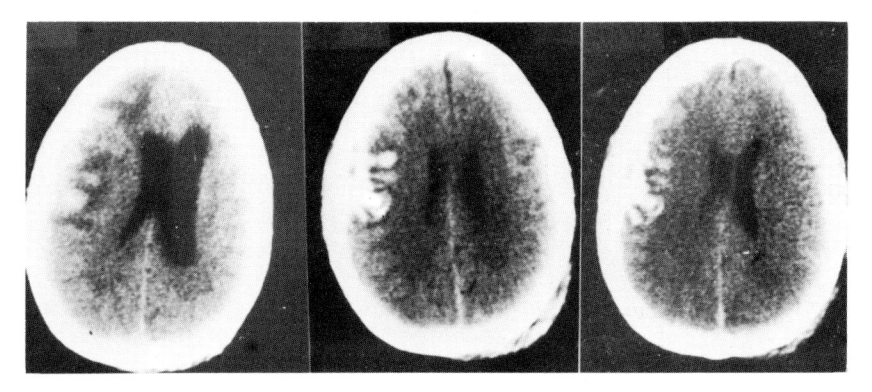

Abbildung 1. CT-Verlaufskontrolle, Patient mit gedecktem SHT: eine Stunde nach dem Unfall mäßige Kontusionsblutungen links parietal, die bei Kontrolle neun Stunden später zugenommen haben; weitere 15 Tage später Rückbildung der Kontusionsherde.

tel-Gabe, um die Membran des SDH nachzuweisen oder, bei Wiederholung des CT vier bis sechs Stunden nach Kontrastmittel-Gabe, eine Diffusion des Kontrastmittels in das Hämatom zu sehen. Wenn auch durch diese Erweiterung der CT-Diagnostik keine eindeutige Diagnose zu stellen ist, hilft die Angiographie, den gefäßfreien Raum über der rechten Hemisphäre in typischer Weise nachzuweisen (Abbildungen 4 a–c).

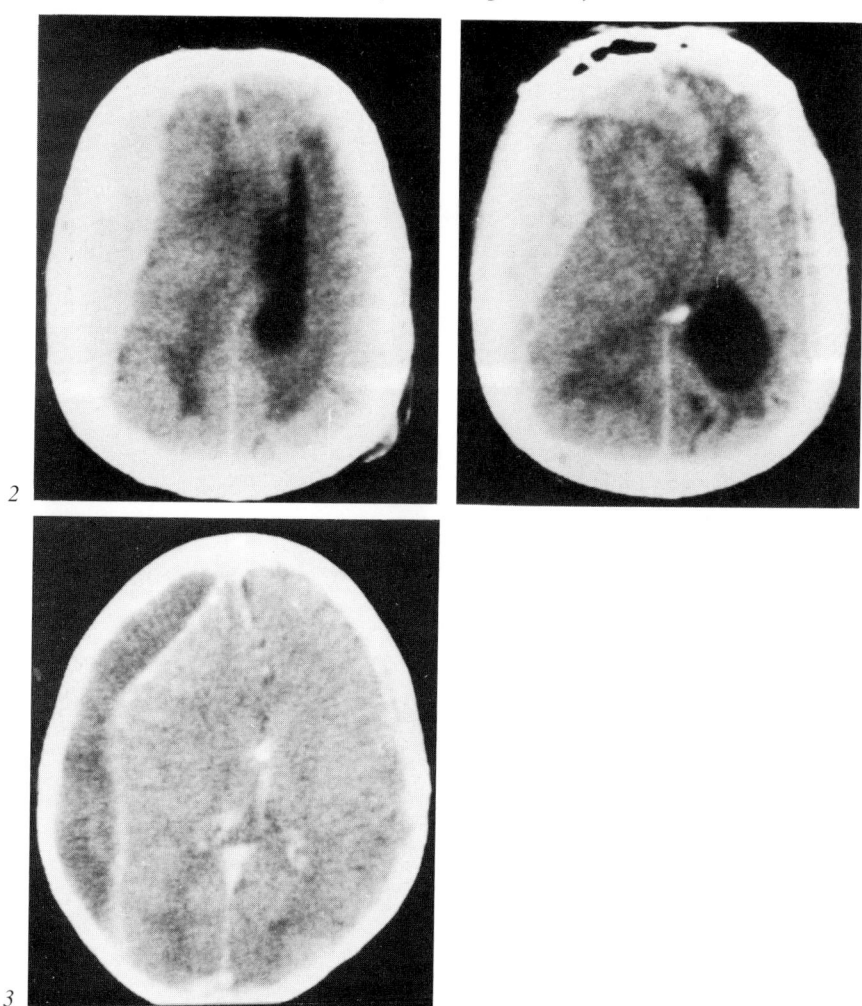

Abbildung 2. Akutes Subduralhämatom links, CT zwei Stunden nach Unfall.

Abbildung 3. Chronisches Subduralhämatom links, CT vier Wochen nach leichtem SHT.

4a

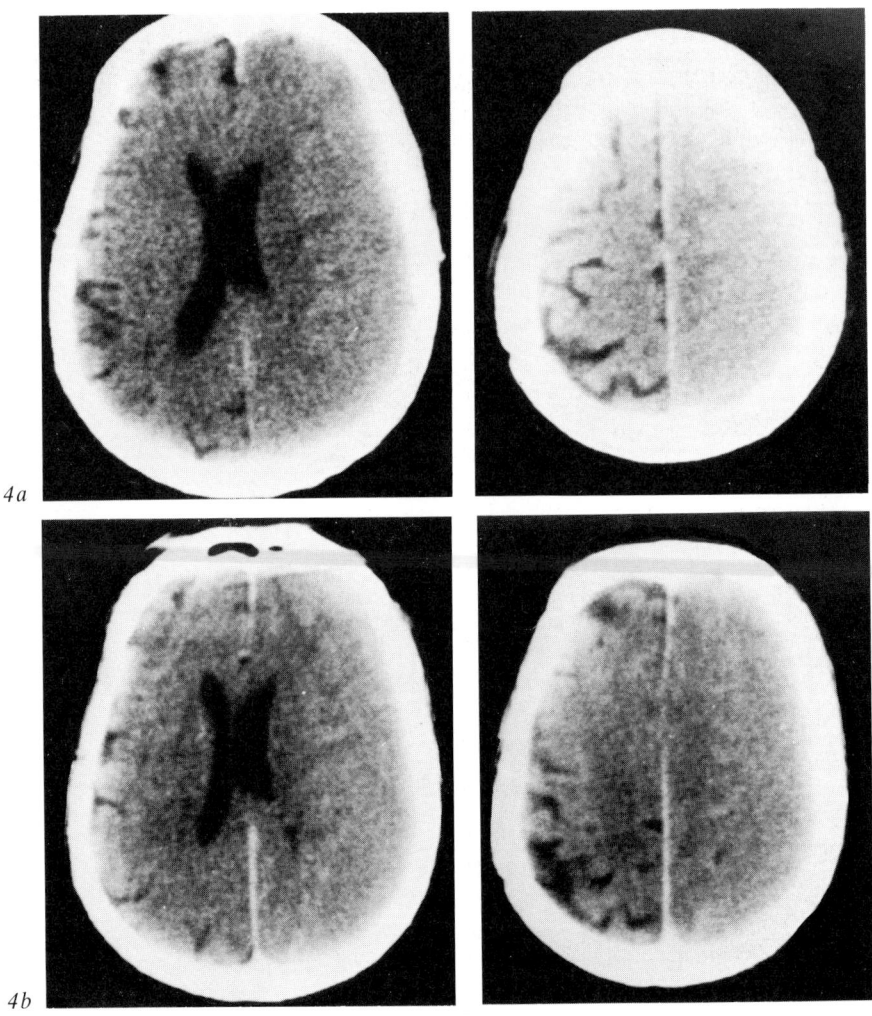

4b

Abbildung 4. Zunehmende Halbseitenlähmung links, zwei Wochen zuvor leichtes SHT;
a) Nativ-CT
b) CT nach 120 ml Rayvist 350; ebenfalls keine eindeutige Aussage über SDH möglich, wenn auch angedeutete Membran erkennbar wird
c) Angiographie mit Demonstration des gefäßfreien Raums über der rechten Hemisphäre.

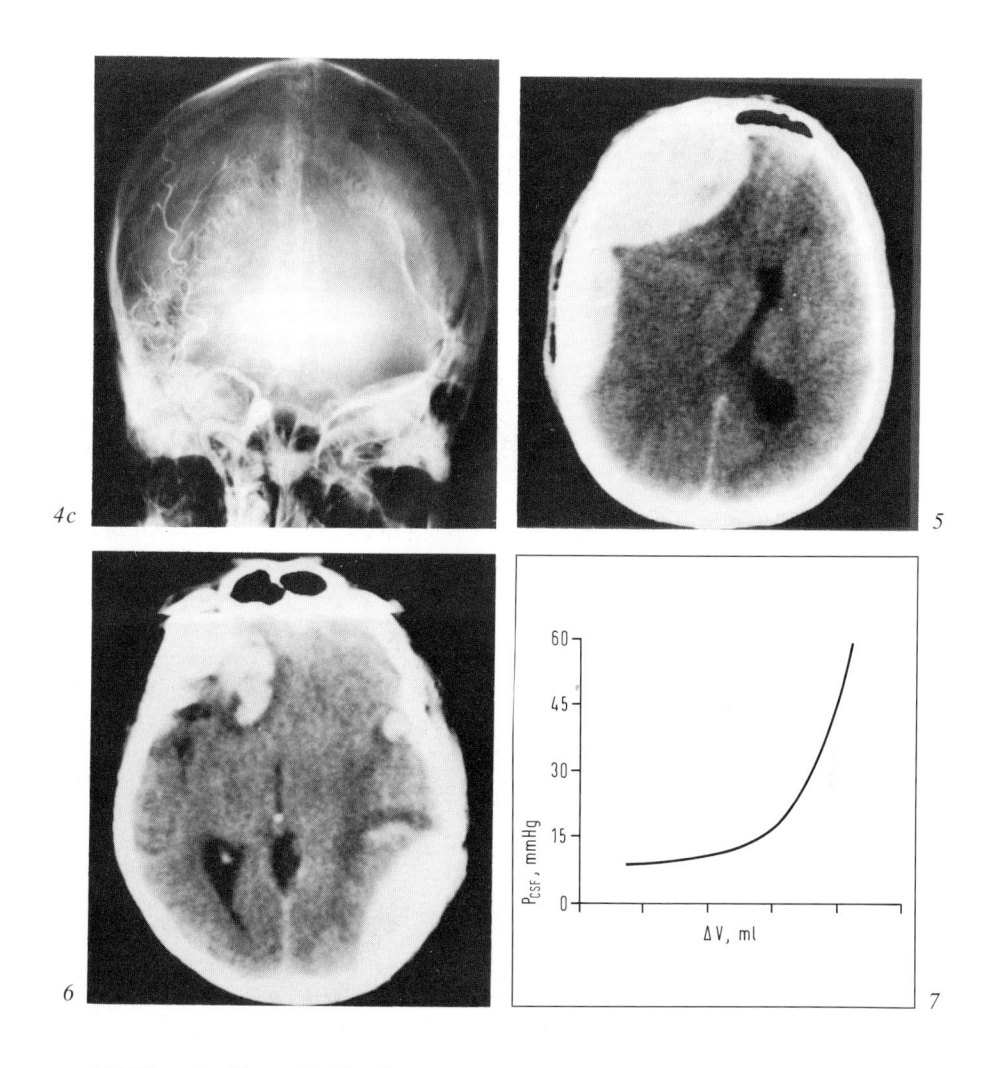

Abbildung 5. Akutes Epiduralhämatom mit typisch bikonvexer Konfiguration, hier septiert durch Adhärenz der Dura an der Kranznaht.

Abbildung 6. Epidurales Hämatom rechts parieto-okzipital, großer Kontusionsherd links frontal (»Contre-coup«) sowie rechts um den Keilbeinflügel.

Abbildung 7. Beziehung einer intrakraniellen Drucksteigerung zur Steigerung des Volumens.

Die Diagnose eines EDH ist demgegenüber deutlich einfacher, es stellt sich meist als bikonvexe hyperdense Raumforderung im CT dar (Abbildung 5). Diese Abbildung läßt gleichzeitig erkennen, daß die Adhärenzen der Dura an der Schädelkalotte, z. B. im Bereich der Nähte, eine wesentliche Funktion bei der Begrenzung der Ausdehnung der EDH haben.
Oft tritt es kombiniert mit intrazerebralen Kontusionsblutungen auf, die meist als »Contre-coup«-Herde auftreten und den weiteren klinischen Verlauf nach Ausräumen des EDH wesentlich (mit-)bestimmen (Abbildung 6).
Ist heutzutage die CT erforderlich zur Diagnostik intrakranieller Blutungen, oder ist sie »Zeitverschwendung«, die den Patienten das Leben kosten kann? Unserer Erfahrung nach gibt es nur extrem selten Patienten, bei denen die Progredienz der intrakraniellen Blutung so rasch ist, daß die 10 bis 15 Minuten, die eine schnelle, wenn auch nicht alle Schichten erfassende CT-Diagnostik erfordert, eine entscheidende Verschlechterung herbeigeführt hätten, andererseits sind aber durch die CT für die meisten Patienten Aussagen hinsichtlich Lokalisation und Ausdehnung der Hämatome und begleitender Hirnschädigung möglich, so daß wir im Regelfall nicht auf die CT verzichten.
Welche Diagnostik kann man nun durchführen, wenn kein CT zur Verfügung steht? Wenn man bei guter Befunderhebung und Verlaufsbeobachtung den Eindruck hat, kurz vor der kritischen Phase der Druck-Volumen-Beziehung (Abbildung 7) zu stehen, d. h., daß der Zeitpunkt nahe ist, an dem eine geringfügige Steigerung des intrakraniellen Volumens (V) zu einer massiven Steigerung des intrakraniellen Drucks (PCSF) führt, so daß eine exakte Röntgendiagnostik, insbesondere durch CT, nicht mehr zu rechtfertigen wäre, kann man diagnostisch-therapeutische Bohrlöcher anlegen über den Stellen, an denen eine epidurale Blutung am wahrscheinlichsten ist, und zwar nach klinischen Kriterien auf der Seite der Pupillenerweiterung, der Seite der einseitigen Schädelfraktur und kontralateral zur motorischen Schwäche. Die Lokalisation der Bohrlöcher wurde unter dem Begriff des *Krönlein*-Schemas zusammengefaßt; wichtig ist, daß die Hautinzisionen so geplant werden, daß, falls erforderlich, noch ein zusammenhängender Hautlappen gebildet werden kann, falls sich zeigt, daß ein erweitertes Bohrloch nicht ausreicht und stattdessen eine ausgedehnte osteoklastische Trepanation oder ein osteoplastischer Hautlappen erforderlich werden. Allerdings sollte sich angesichts der Dichte neurochirurgischer Kliniken in unseren Breiten bei guter klinischer Beobachtung nur in den seltensten Fällen die Indikation zur notfallmäßigen (allgemein-)chirurgischen Trepanation ohne vorhergehende CT-Diagnostik stellen.

Operative Therapie

Ziel der operativen Therapie ist, akut die Verringerung des intrakraniellen Drucks zu erreichen, die Blutstillung herbeizuführen und sekundären Anstiegen des intrakraniellen Drucks vorzubeugen, wie sie bei Ausdehnung einer Hirnkontusion auftreten können.

Aus diesem Grund ist die Operationsindikation aus klinischer Sicht die progressive Verschlechterung des neurologischen Status. Durch die CT hat man zusätzliche Kriterien erhalten, die die Operationsindikation absichern: Bei Patienten im klinischen Grad III oder Patienten, die sich von Grad II nach Grad III der Brüsseler Koma-Klassifikation verschlechtern, d. h. Patienten mit erhaltenen vitalen Funktionen, erhaltenen, variablen Abwehrbewegungen, die aber nicht in der Lage sind, auf Ansprechen zu reagieren, ist eine absolute Operationsindikation gegeben, wenn im CT eine extrazerebrale Raumforderung nachgewiesen wird, die zu einer Mittellinienverschiebung um 4 mm oder mehr führt. Findet man bei einem solchen Patienten eine derartige Mittellinienverlagerung ohne erkennbare extrazerebrale Raumforderung, so fordern einige Autoren, daß dennoch die Trepanation zum Ausräumen einer Blutung erfolgt, da erfahrungsgemäß die Blutung in Realität größer sei als im CT erkennbar, andere stehen auf dem Standpunkt, daß dann durch die Hirndruckmessung die medikamentöse Prophylaxe der Hirnschädigung gezielt erfolgen kann. Bei Mittellinienverlagerung über 4 mm und intrazerebraler Raumforderung kann man versuchen, ohne operative Ausräumung des Hämatoms lediglich mit kontrollierter Therapie des intrakraniellen Drucks auszukommen oder, wenn die intrazerebrale Blutung günstig liegt, diese auszuräumen.

Als Operationsart wird in den meisten Fällen mit raumfordernder intrakranieller Blutung zwischen erweitertem Bohrloch und osteoplastischem Knochendeckel zu entscheiden sein. Ein Bohrloch mit anschließender Drainage reicht fast immer aus bei akuten und praktisch immer bei chronischen SDH, oft auch, wenn man genau über dem Frakturspalt trepaniert, bei EDH.

Ein Knochendeckel wird gebildet, wenn die Blutungsquelle nicht zu übersehen und zu stillen ist und wenn sich das Hirn im Anschluß an die Entlastung nicht auszudehnen beginnt, da dann das Risiko der Nachblutung ansteigt. Dies ist insbesondere der Fall bei alten Patienten mit Hirnatrophie und chronischem SDH. In diesen Fällen muß gelegentlich bereits nach der primären osteoplastischen Trepanation aus dem gleichen Grund der Knochendeckel weggelassen werden.

Literatur beim Verfasser.

Ergebnisse bei intrakraniellen Blutungen

R. Kalff

Seit 1973 konnten 432 Patienten mit intrakraniellen Blutungen katamnestisch verfolgt werden. 150 Patienten hatten ein epidurales, 117 ein akutes subdurales und 155 Patienten ein chronisch subdurales Hämatom. Es handelt sich ausschließlich um Patienten mit reinen epiduralen oder subduralen Blutungen. Filmartige Hämatome wurden nicht berücksichtigt.

Aufgrund des klinischen Aufnahmebefundes wurden die Patienten mit *epiduralen Hämatomen* in vier Gruppen aufgeteilt (Tabelle I).

Tabelle I. Aufnahmebefund; Epidurale Hämatome 1973–1982 (n = 150).

Grad	n	%	
I	28	19	bewußtseinsklar, psychisch unauffällig geringe oder keine fokalen Zeichen
II	35	23	somnolent, psychisch alteriert fokale Zeichen
III	48	32	soporös, ungezielte Schmerzreaktion ausgeprägte fokale Zeichen (z. B. Hemiplegie)
IV	39	26	komatös, Zeichen der Einklemmung

Tabelle II. Epidurale Hämatome 1973–1982 (n = 150).

	n	%
gute Erholung	72	48
Morbidität	34	23
– davon arbeitsfähig	18	12
– nicht arbeitsfähig (können sich selbst versorgen)	8	5
– pflegebedürftig	7	5
Letalität	44	29

Bei einer Nachuntersuchung zeigten 48% der Patienten eine gute Erholung ohne neurologisches Defizit. Die Letalität betrug 29%. Die Morbidität lag bei 23%. Von diesen 34 Patienten waren jedoch 18 Patienten arbeitsfähig, 8 Patienten nicht arbeitsfähig, konnten sich jedoch selbst versorgen. 7 Patienten waren pflegebedürftig (Tabelle II).
Die Einteilung der Patienten mit akuten *subduralen Hämatomen* aufgrund des Aufnahmebefundes zeigt Tabelle III.
Hier sehen Sie, daß die meisten Patienten den Gruppen III und IV zuzuordnen sind. In dieser Patientengruppe betrug die Letalität 62%. Diese Abhängigkeit der Letalität vom klinischen Aufnahmebefund zeigt Tabelle IV.
Hier ist deutlich zu erkennen, daß die Letalität bei schlechterem Ausgangsbefund zunimmt.
Bei der Nachuntersuchung konnten 12 Patienten der Gruppe I, 23 Patienten der Gruppe II und 2 Patienten der Gruppe III zugeordnet werden (Tabelle V).
Bei den Patienten mit *chronischen subduralen Hämatomen* lag in 75% ein Trauma in der Anamnese vor. Die Einteilung dieser Patientengruppe aufgrund des klinischen Aufnahmebefundes zeigt Tabelle VI.

Tabelle III. Aufnahmebund; Akute subdurale Hämatome 1974–1982 (n = 117).

Grad	n	%	
I	–	–	bewußtseinsklar, psychisch unauffällig geringe oder keine fokalen Zeichen
II	12	10	somnolent, psychisch alteriert fokale Zeichen
III	49	42	soporös, ungezielte Schmerzreaktion ausgeprägte fokale Zeichen (z. B. Hemiplegie)
IV	56	48	komatös, Zeichen der Einklemmung

Tabelle IV. Letalität in Abhängigkeit vom Aufnahmebefund; Akute subdurale Hämatome 1974–1982 (n = 117).

Grad	n	% (absolut)	% (relativ)
I	–	–	–
II	3	3	25
III	25	21	51
IV	44	38	79
Gesamt	72	62	

Hier findet sich im Gegensatz zu den akuten subduralen Hämatomen, daß die überwiegende Anzahl der Patienten der Gruppe II zuzuordnen ist. 23 Patienten mit chronischen subduralen Hämatomen verstarben. Somit betrug die Letalität 15%. Die Abhängigkeit der Letalität vom Aufnahmebefund zeigt Tabelle VII.

Tabelle V. Nachuntersuchungsbefund; Akute subdurale Hämatome 1974–1982 (n = 117).

Grad	n	%	
I	12	10	bewußtseinsklar, psychisch unauffällig geringe oder keine fokalen Zeichen
II	23	20	somnolent, psychisch alteriert fokale Zeichen
III	2	2	soporös, ungezielte Schmerzreaktion ausgeprägte fokale Zeichen (z. B. Hemiplegie)
IV	–	–	komatös, Zeichen der Einklemmung

Tabelle VI. Aufnahmebefund; Chron. subdurale Hämatome 1974–1982 (n = 155).

Grad	n	%	
I	8	5	bewußtseinsklar, psychisch unauffällig geringe oder keine fokalen Zeichen
II	108	70	somnolent, psychisch alteriert fokale Zeichen
III	33	21	soporös, ungezielte Schmerzreaktion ausgeprägte fokale Zeichen (z. B. Hemiplegie)
IV	6	4	komatös, Zeichen der Einklemmung

Tabelle VII. Letalität in Abhängigkeit vom Aufnahmebefund; Chronische subdurale Hämatome 1974–1982 (n = 155).

Grad	n	%(absulut)	%(relativ)
I	–	–	–
II	14	9	13
III	5	3	15
IV	4	3	67
Gesamt	23	15	

Ähnlich wie bei den akuten subduralen Hämatomen ist für die Letalität neben dem höheren Lebensalter wesentlich der schlechte Ausgangsbefund verantwortlich.
Bei der Nachuntersuchung konnten 75 Patienten der Gruppe I, 56 Patienten der Gruppe II und 1 Patient der Gruppe III zugeordnet werden (Tabelle VIII).

Tabelle VIII. Nachuntersuchungsbefund; Chron. subdurale Hämatome 1974–1982 (n = 155).

Grad	n	%	
I	75	48	bewußtseinsklar, psychisch unauffällig geringe oder keine fokalen Zeichen
II	56	36	somnolent, psychisch alteriert fokale Zeichen
III	1	1	soporös, ungezielte Schmerzreaktion ausgeprägte fokale Zeichen (z. B. Hemiplegie)
IV	–	–	komatös, Zeichen der Einklemmung
†	23	15	

Die Bedeutung der kranialen Computertomographie in der Diagnostik des Schädelhirntraumas wurde bereits von Herrn *Mehdorn* hervorgehoben. Jedoch eine wesentliche Besserung der Ergebnisse bei intrakraniellen Hämatomen ist seit der Einführung dieser Untersuchungsmethode nicht zu verzeichnen.
Letztendlich entscheidend für die Prognose ist neben dem Alter des Patienten der neurologische Ausgangsbefund.

Literatur beim Verfasser.

Intensivmedizinische Probleme beim Schädel-Hirn-Trauma

W. J. Bock

Eine gut geführte, personell und instrumentell ausreichend ausgerüstete Intensivpflegestation ist eine wesentliche Voraussetzung für eine erfolgreiche Behandlung des Schädel-Hirn-Traumas. Wegen der Besonderheit des Hirns ist es notwendig, daß die Behandlung in neurochirurgischer Hand liegt, wobei beratend ein Anästhesist vorhanden sein sollte. Daneben ist eine ausreichende personelle Besetzung mit Pflegepersonal zu garantieren, wobei eine Schlüsselzahl von 3 Pflegekräften pro Bett pro 24 Stunden notwendig ist. Von ärztlicher Seite aus wäre ein eigener 24-Stunden-Dienst wünschenswert. Die restriktiven administrativen Maßnahmen sowie ein an der Wirklichkeit vorbei ausgehandelter Tarifvertrag machen jedoch die Patientenversorgung immer schwieriger, an einigen Stellen schon fast unmöglich. Die ständige Anwesenheit von ärztlichem Personal muß bei den speziellen Problemen der Intensivstation jedoch gefordert werden. Außerdem ist ständig eine medizinisch-technische Assistentin notwendig, um die umfangreichen Labor- und Röntgenmaßnahmen zu jeder Zeit durchzuführen. Krankengymnastinnen müssen ebenfalls zur Verfügung stehen.

Welche intensivmedizinischen Probleme stellen sich nun in der posttraumatischen und postoperativen Phase auf der Intensivstation?
Hierbei sind zu nennen:

1. Atmung
2. Kreislauf
3. Flüssigkeitsbilanzierung
4. Ernährung
5. allgemeine Überwachung des Patienten

Voraussetzung für eine gute Beatmungstechnik ist die Kenntnis von Physiologie und Pathologie der Atmung wie auch der Risikofaktoren für die Beatmung in der posttraumatischen Phase. Bedingung ist, daß die äußere und innere Atmung intakt ist und ein ausreichender Gastransport gewährleistet wird. Dabei muß der Lungenkapazität eine besondere Aufmerksamkeit

gewidmet werden. Im posttraumatischen Stadium steht häufig die Aspiration im Vordergrund, die das Lungenvolumen und die Kapazität für den Gasaustausch erheblich einschränken kann.
Je nach Schweregrad des Traumas wird das Atemzentrum mehr oder minder in Mitleidenschaft gezogen. Dabei muß man über die Afferenzen und Efferenzen des Atemzentrums orientiert sein, um unter Umständen geeignet gegensteuern zu können. Wir unterscheiden zwischen nervösen und humoralen Afferenzen. Zu den nervösen Afferenzen zu zählen sind: die Beeinflussung durch die Hirnrinde, durch Kälterezeptoren, durch Dehnungsrezeptoren der Lunge oder auch Rezeptoren der Muskelspindeln. An humoralen Afferenzen sind zu nennen: CO_2-Überschuß, pH-Abfall, evtl. Sauerstoffmangel oder Bluttemperaturanstieg. Kombinierte Afferenzen sind: der Glomus caroticum und der Glomus aorticum. Über das Atemzentrum kommt es dann zur Beeinflussung der Atemmuskulatur.
Betrachten wir die Ventilationsstörungen und deren Ursachen, so ist hierbei an erster Stelle die Verlegung der Atemwege zu nennen, außerdem chronische Bronchitiden, das Asthma bronchiale, das Lungenemphysem, vor allem aber die Pneumonie, seltener Lungenfibrosen, posttraumatisch auch der Pneumothorax und der Hämatothorax. Nicht vergessen werden darf die hohe traumatische Querschnittslähmung mit evtl. Schädigung des Atemzentrums. Welche Risikofaktoren für die Beatmung in der posttraumatischen und postoperativen Phase müssen wir kennen?
Schwierig wird es sein, vor allem bei Bewußtlosen, Vorerkrankungen zu erfahren. Als zweites sind medikamentöse Einflüsse zu nennen. In der frühen posttraumatischen Phase muß an eine zu hohe primäre Sedierung gedacht werden, die beim unruhigen Patienten schon auf dem Transport gegeben wurde. In der postoperativen Phase sind es Narkosefolgen, wie noch nicht ausreichend abgebaute Narkotika oder Relaxantien. Direkte traumatische Folgen – seltener Operationsfolgen – sind der Pneumothorax und der Hämatothorax, eine gar nicht so seltene Komplikation als Folge nicht exakt gelegter Subklaviakatheter. Daneben kommen der Pleuraerguß, aber auch Aspiration und Sekretverhaltung vor. Als Alarmsignal kann gelten: Eine gesteigerte Atemfrequenz bei Spontanatmung führt immer zu einer sinkenden Vitalkapazität mit sinkendem O_2-Partialdruck und damit zu einer nicht mehr ausreichenden inneren Atmung. Damit ist der Zeitpunkt zur künstlichen Beatmung gekommen (hierzu siehe Kapitel Beatmung neurochirurgischer Patienten).
Eine viel zu wenig beachtete Therapie stellt die Krankengymnastik dar. Hier sollten Übungen für tiefe Atemzüge unter bestimmten Lagerungen, tiefe Atemzüge mit Abhusten des Sekretes, eine künstliche Totraumvergrößerung und Übungen bei obstruktiven Veränderungen durchgeführt werden. Außerdem sind aber, unabhängig von der Atmung, passive Durchbewegungen des Patienten unbedingt notwendig.

Der zweite wichtige Parameter der Vitalfunktion ist die Stabilisierung des Kreislaufes. Ein ausreichender Systemdruck muß gewährleistet sein, um die Hirndurchblutung in der posttraumatischen Phase ausreichend zu garantieren. Die mittlere Hirndurchblutung bleibt immer konstant und sinkt in der Regel nicht unter 45–50 ml pro 100 g Hirngewicht pro Minute ab. Sinkt diese durch Regulationsstörungen, kommt es zu schweren generellen oder regionalen Minderdurchblutungen, wobei zu berücksichtigen ist, daß die graue Substanz einen viermal höheren Bedarf aufweist als die weiße. Entscheidend ist der Perfusionsdruck (Systemdruck minus intrakraniellem Druck). Über die Autoregulation kann anfänglich ein Ausgleich hergestellt werden, wenn der Perfusionsdruck durch zu niedrigen Systemdruck oder durch das Ansteigen des intrakraniellen Druckes negativ beeinflußt wird. Bei Messung der Blutgase sollte nicht nur auf den arteriellen Sauerstoffpartialdruck gesehen werden, sondern auch auf den des CO_2, da dessen Änderung auch eine Beeinflussung der Durchblutung zur Folge hat.

Zentrale Regulationsstörungen führen stets zur Ausbildung eines Hirnödems mit Verstärkung der Ödemazidose, einer zentralen Gefäßdilatation, wodurch erneut eine Verstärkung des Ödems mit Erhöhung des intrakraniellen Druckvolumens und damit Erhöhung des intrakraniellen Druckes einhergeht. Kommt es zu hypertonen Krisen, kann eine erneute Erhöhung des intrakraniellen Druckes eintreten, ebenso beim Auftreten von Streckmechanismen. Therapeutisch wirksam ist hierbei die kontrollierte Hyperventilation mit Abnahme der Durchblutung im gesunden Hirngewebe, dadurch Verminderung des intrakraniellen Blutvolumens und dessen Umverteilung mit respiratorischer Kompensation der metabolischen Azidose im Ödemgewebe und im Liquor, was zur Reduktion des erhöhten intrakraniellen Druckes führt. Die Temperaturregulation spielt ebenfalls eine erhebliche Rolle, da mit Normalisierung der Temperatur eine Senkung des Sauerstoffbedarfs, eine Reduktion des erhöhten intrakraniellen Volumens, eine Reduktion des erhöhten intrakraniellen Druckes und damit bessere Überlebensraten verbunden sind. Die Osmo-Onko-Therapie führt zur Verminderung des Wassergehaltes im gesunden Gewebe, mit Entzug von Wasser aus dem Liquorraum, mit Reduktion des erhöhten intrakraniellen Volumens, was eine Reduktion des erhöhten intrakraniellen Druckes zur Folge hat. Ähnlich ist die Situation bei der Anwendung von Diuretika. Hier kommt es zur Reduktion der Liquorproduktion, zu einer verstärkten Ödemdrainage und einer Reduktion des erhöhten intrakraniellen Druckes. Nicht ganz unumstritten ist die Anwendung der Steroide beim Hirnödem in der posttraumatischen Phase. Auch hier stellt man sich die Reduktion der Ödembildung durch Reduktion der Liquorproduktion, durch Verbesserung der Liquordrainage, durch Verbesserung der Autoregulation, des Kreislaufes sowie eine Direktwirkung auf die gestörten zerebralen Funktionen vor. Entscheidend ist, daß die Beeinflussung der Blut-Hirn-Schranke durch das Kortison (z. B. Dexamethason) rechtzeitig erfolgt.

Notwendig ist darüber hinaus eine gute Flüssigkeitsbilanzierung. Die ungefähre Urinmenge beträgt 1300–2000 ml pro 24 Stunden. Die übrigen Verluste sind mit 700–1000 ml einzukalkulieren. Damit beträgt die Flüssigkeitszufuhr zwei bis drei Liter täglich, auf eine Körpertemperatur von 37 Grad bezogen. Je Grad Temperaturerhöhung sind ca. 500 ml hinzuzurechnen.
Im Zusammenhang mit der Flüssigkeitsbilanzierung ist auf einen ausreichenden Kalorienbedarf zu achten. Man rechnet das ca. 2fache der Norm, was einem Kalorienbedarf von 2000–2500 großen Kalorien täglich entspricht. Die Sondennahrung sollte möglichst schon in den ersten posttraumatischen Tagen gegeben werden.
Stellt man die allgemeinen Überwachungsparameter, die auf einer Intensivstation notwendig oder wünschenswert sind, auf, so sind Schwester und Pfleger an erster Stelle zu nennen. Die Beobachtung des Patienten durch eine erfahrene Pflegekraft ist durch keine noch so gute elektronische Überwachung zu ersetzen.
Täglich oder mehrmals täglich sind die Labordaten zu erfassen, deren wichtigste in Tabelle I dargestellt sind. Kontinuierlich gemessen werden sollten die mit der konventionellen elektronischen Datenverarbeitung zu erfassenden Parameter, wie Blutdruck, Puls, EKG, Atmung, Temperatur, EEG und intrakranieller Druck.

Tabelle I. Notwendige Überwachungsdaten.

Kontinuierlich	Täglich oder mehrmals täglich	Wöchentlich
Blutdruck (blutig)	*Blut oder Serum:*	essentielle Fettsäuren
Puls	Blutbild	Elektrophorese
EKG	Hämatokrit	
Atmung	Elektrolyte	
Temperatur	Pyruvat	
EEG	Laktat	
Intrakranieller Druck	Harnstoff	
	Kreatinin	
	pO_2	
	pCO_2	
	pH-Wert	
	Enzyme	
	evtl. Blutzucker	
	evtl. Gerinnungsstatus	
	Harn:	
	Harnstatus	
	Elektrolyte	
	spezifisches Gewicht	
	Osmolalität	

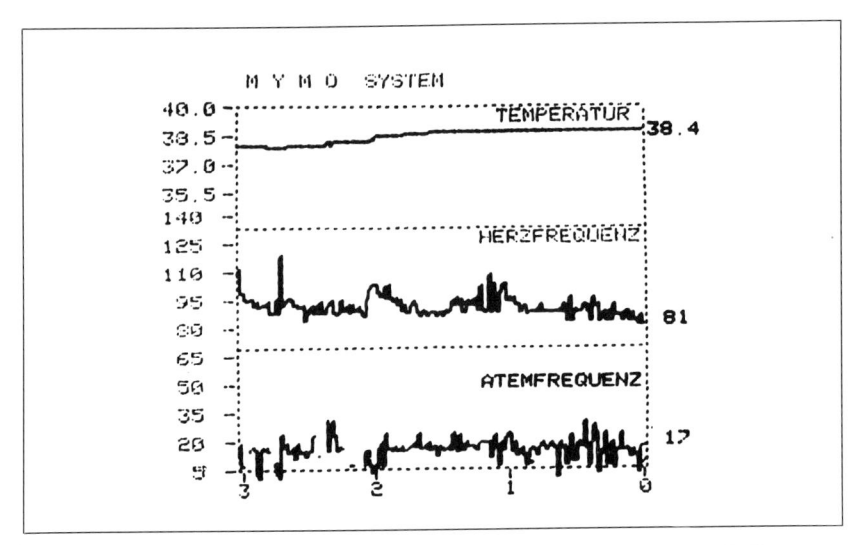

Abbildung 1. Trendanalyse am Krankenbett mittels Mikroprozessorentechnik.

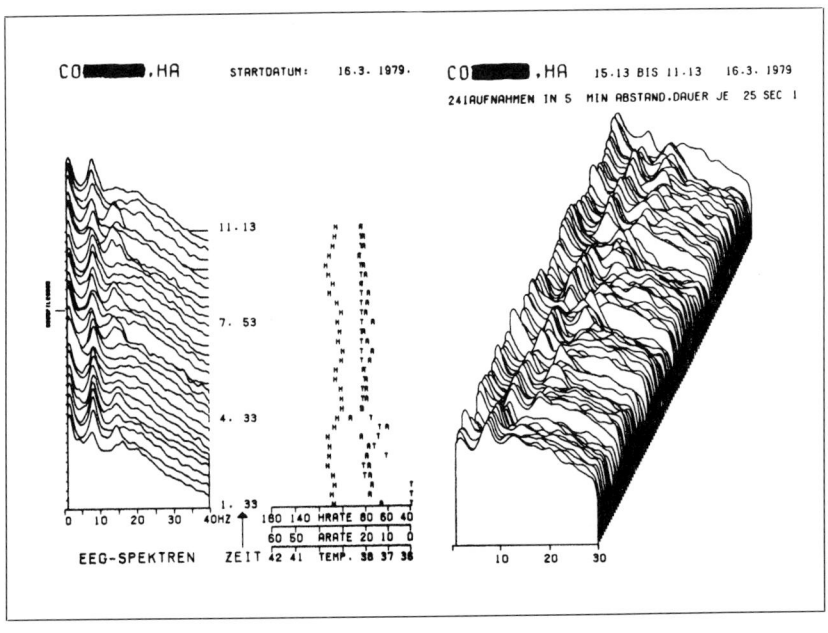

Abbildung 2. Dreidimensionale Darstellung der EEG-Frequenzen über die Zeit.

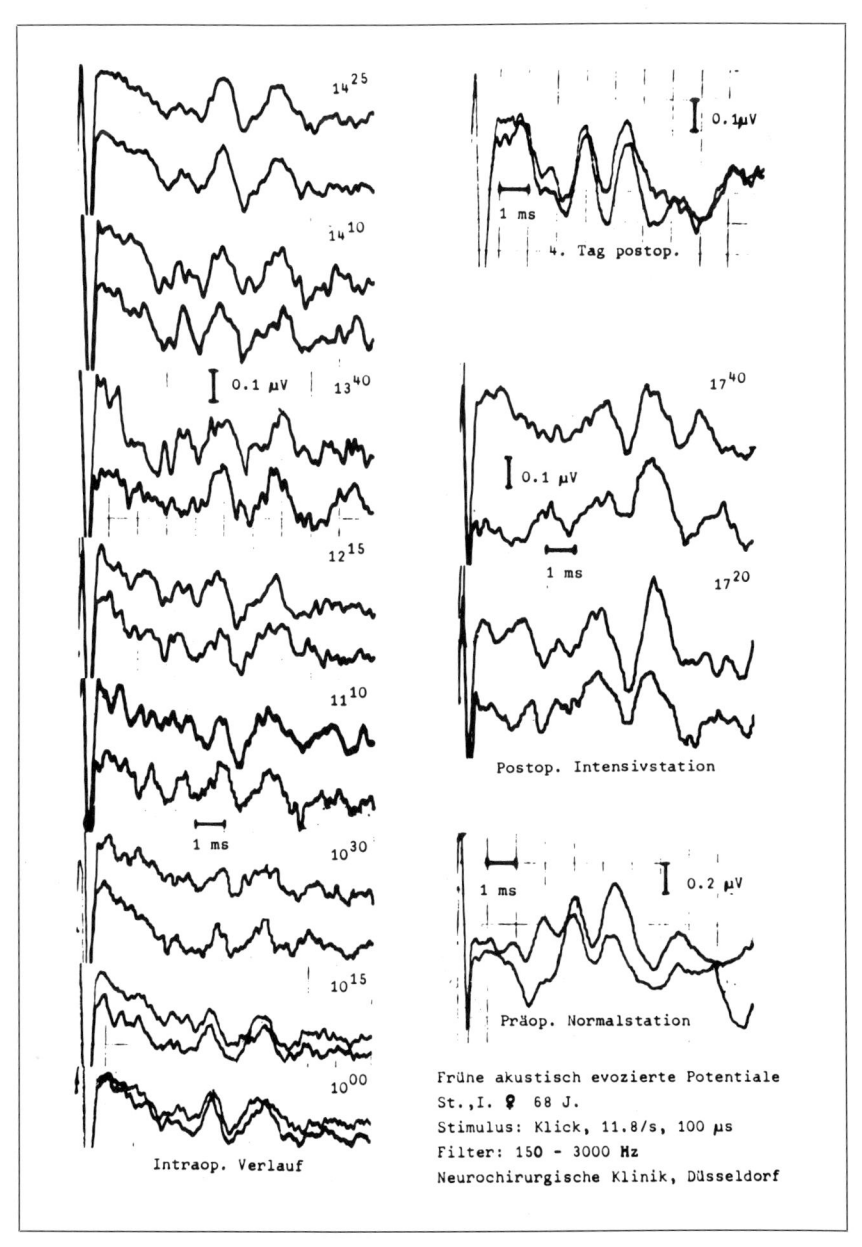

Abbildung 3. Überwachung der Hirnstammfunktionen mittels akustisch evozierter Potentiale.

Welcher Stellenwert kommt dabei der elektronischen Datenverarbeitung zu? Hier gibt es zwei Systeme: Die moderne Mikroprozessorentechnik mit bettseitiger elektronischer Datenverarbeitung oder ein System mit größerem Rechner in einer entsprechenden Zentrale im Hintergrund. Welches der beiden Systeme in Frage kommt, muß im einzelnen entschieden werden. Die bettseitige Mikroprozessorenverarbeitung eignet sich auch für Stationen ohne Bioingenieur, größere Rechenanlagen dagegen benötigen spezifisch ausgebildetes Personal (z. B. Diplom-Physiker, Bioingenieure, Programmierer usw.). Welche besseren Aussagemöglichkeiten hat man mit dieser modernen Technik? Sie ermöglicht eine Analyse über vorgewählte Zeiträume, so daß gewisse Trends zu erkennen sind (Abbildung 1). Anders stellt sich die Situation bei der EEG-Verarbeitung dar. Die EEG-Überwachung ist in letzter Zeit durch den Einsatz der Barbiturattherapie beim Schädel-Hirn-Trauma besonders interessant geworden. Mittels elektronischer Datenverarbeitung kann man die EEG-Signale im Rechner, z. B. in Form einer Spektralanalyse, über die Zeit verarbeiten und dreidimensional darstellen (Abbildung 2). Für die Überwachung des Hirnstammes lassen sich die akustisch evozierten Potentiale verwenden. Sowohl bei der Operationsüberwachung am Hirnstamm oder in Hirnstammnähe wie auch für die intensivmedizinische Überwachung sind diese Verfahren geeignet (Abbildung 3).

Beim schweren gedeckten Schädel-Hirn-Trauma ist die laufende Überwachung durch die Bewußtlosigkeit erschwert. Damit stehen uns an klinisch neurologischen Parametern nur wenige zur Verfügung, so die Pupillenreaktion, die Schmerzreaktion, der Bewußtseinsgrad, die Reflexprüfung. Um trotzdem eine vergleichbare Verlaufskontrolle zu ermöglichen, sollte man sich der Glasgow-Koma-Scale bedienen. Diese hat sich in hervorragender Weise bewährt. Je höher hierbei die erreichte Punktzahl, um so günstiger ist die Situation des Patienten einzuschätzen (Tabelle II).

Unverzichtbar für den Neurochirurgen dürfte die Computertomographie sein. Hier ist auf Dauer eine ständige Verfügbarkeit und eine enge Anbindung an die Intensivstation notwendig. Bei 10% unserer Schädel-Hirn-Verletzten mit Schweregrad II und III waren intrakranielle Blutungen erst bei der Kontrolluntersuchung nachweisbar. Aus dieser Erfahrung heraus werden die computertomographischen Untersuchungen bei uns engmaschig durchgeführt, wobei jeder neurochirurgische Assistent diese Technik beherrschen muß.

Die Tätigkeit auf der neurochirurgischen Intensivstation zwingt den verantwortungsvollen Arzt, sich über die Grenzen der Rehabilitationsmöglichkeiten Gedanken zu machen. In den Richtlinien der Schweizerischen Akademie der Medizinischen Wissenschaften finden sich folgende Überlegungen:

»Der von einer lebensgefährlichen äußeren Gewalteinwirkung betroffene Mensch ist nicht notwendigerweise ein Sterbender. Er ist ein in Todesgefahr Schwebender, und es versteht sich von selbst, daß stets die Lebenserhaltung

Tabelle II. Anwendung der Glasgow-Koma-Scale (P = Punktzahl).

	P	0	1	2	3	4	5	6	7	Tage
Augenöffnung										
spontan	4									
auf Ansprache	3									
auf Schmerzreiz	2									
nicht erzielbar	1									
Motorische Reaktionen										
auf Aufforderung	6									
gezielte Schmerzabwehr	5									
ungezielte Fluchtreaktion	4									
mit Beugesynergien	3									
mit Streckmechanismen	2									
keine	1									
Reaktion auf Ansprache										
orientiert	5									
konfuse Sätze	4									
unangemessene einzelne Wörter	3									
unverständl. Laute	2									
keine	1									
Gesamtpunktzahl										

und wenn möglich, die Heilung anzustreben ist. In solchen Fällen hat der Arzt diejenigen Hilfsmittel einzusetzen, die ihm zur Verfügung stehen und geboten erscheinen«.

Diese Situation wird man immer bei Einlieferung eines Verletzten antreffen, womit die Phase des ersten Rehabilitationsabschnittes beginnt. Damit sind alle bekannten und vorhin aufgeführten Maßnahmen der modernen Intensivtherapie einzusetzen.

Anlaß für diese Richtlinien war eine Diskussion um die Suspendierung eines Chefarztes wegen des Verdachtes eines Tötungsdeliktes. Seine Patientin war irreversibel bewußtlos. Die Spontanatmung war noch im Gange. Wegen der aussichtslosen Situation wurde lediglich eine Flüssigkeitszufuhr ohne Kaloriengabe durchgeführt. In eine solche graue Zone, eine Grenzsituation, sind wir stets gestellt, jeder Arzt für sich allein. Die Richtlinien der Schweizerischen Akademie haben für diese Situation als Anhaltspunkt festgehalten, daß die Einstellung verlängernder Maßnahmen dann berechtigt ist, wenn das Grundleiden, in unserem Falle das Schädel-Hirn-Trauma, einen irreversiblen

Verlauf genommen hat und ein bewußtes oder umweltbezogenes Leben mit eigener Persönlichkeitsgestaltung nicht mehr hergestellt werden kann. Als Sonderfall wird das apallische Syndrom genannt. Hierzu wird wörtlich ausgeführt:»Wenn der Patient dauernd schwer bewußtseinsgestört bleibt und keinerlei Kommunikation mit seiner Umwelt hat, so muß der Arzt nach längerer Beobachtung beurteilen, ob der Prozeß irreversibel ist, so daß auf die besonderen lebensverlängernden Maßnahmen verzichtet werden kann, auch wenn das Atmen und das Schlucken erhalten sind. Die Behandlung darf sich in diesen Fällen auf pflegerische Hilfe beschränken«.

Der Züricher Arzt *Wunderli* schrieb:»Dank den medizinischen Fortschritten ist heute eine Lebensverlängerung im Gegensatz zu der jüngsten Vergangenheit selbst in fast aussichtslosen Fällen möglich. Wir sind selbstverständlich, wenn auch nur kleine Aussichten bestehen, um diese Fortschritte sehr froh, denken wir nur an die Rettung so mancher Schwerverletzter. Aber in zahlreichen Fällen ist die Helfersucht so vieler Ärzte nur Ausdruck einer maßlosen Vergötterung des nackten Lebens, einer Verdrängung und Verteufelung des Todes. Dieser wird als dummes Mißgeschick betrachtet«.

Der Anästhesist *Schara* führt in ähnlicher Weise aus:

»Der Einsatz dieser therapeutischen Möglichkeiten hat es mit sich gebracht, daß viele Patienten, die noch vor zehn Jahren aufgrund ihrer Erkrankung oder ihres Unfalles infolge des Ausfalles lebensnotwendiger Körperfunktionen dem sicheren Tod geweiht waren, heute überleben und neu weiterleben können. Er hat es aber auch mit sich gebracht, daß viele Patienten, deren Lebensuhr nach alten Maßstäben abgelaufen war, weiterleben, besser, am Sterben gehindert werden. Dieses Auswuchern der Technik, bei der der Patient, der Mensch, von Schläuchen, Drähten, Überwachungs- und Beatmungsgeräten schier erdrückt wird, unter denen er zum Teil gar nicht mehr zu sehen, im übertragenen Sinne evtl. gar nicht mehr als Mensch wahrzunehmen ist, führt nur zu leicht dazu, daß sich auch das Patient-Arzt-Verhältnis bei solcher Therapie spürbar verändert, daß auch der Arzt immer mehr der Faszination des technisch Machbaren verfällt und der Patient als ein »patiens«, ein Leidender, vor der Aufgabe, sein Leben mit allen Mitteln zu erhalten, nicht mehr gesehen wird. In dieser Grenzsituation muß die Frage gestellt werden, ob alle heutigen Möglichkeiten immer angewendet werden müssen. Im Grundgesetz findet man hier den Passus der Menschenwürde. Diese wäre verletzt, wenn eine Lebensverlängerung eines Patienten ohne Individualpersönlichkeit mit Mitteln der Intensivpflege durchgeführt wird. Bei schwer Schädel-Hirn-verletzten Patienten muß in der Regel der Arzt nach dem vermutlichen Willen des Bewußtlosen handeln«.

Der Philosoph und Moraltheologe *Böckle* führt hierzu aus:

»Menschenwürde besagt den inneren und sogleich den sozialen Wert und Achtungsanspruch, der dem Menschen um seiner selbst willen zukommt. In formaler Hinsicht besteht weitgehende Übereinstimmung, daß die Menschenwürde weder aufhebbar noch verzichtbar sei und daß sie auch nicht verwirkt werden könne. Auf das ärztliche Tun bezogen bedeutet das, daß im Zweifelsfall primär das Einsetzen der gesamten Möglichkeiten der Intensivtherapie und Rehabilitationsbehandlung angezeigt ist. Ohne Wiedererlangung der körpereigenen Funktionen ist eine Fortführung jedoch sinnlos«.

Der Marburger Psychiater *Erhard* führt zu diesem Grenzgebiet aus, daß der Arzt nicht von der Rechtsordnung erwarten darf, daß sie im einzelnen Fall die entsprechende Grenze aufzeigt und ihm Verhaltensrichtlinien gibt. Jede dieser Konfliktsituationen ist einmalig und muß speziell für sich durchgedacht werden. Auch kann es sich nicht um eine Augenblicksentscheidung handeln. Jeder Arzt sollte in dieser Situation den Mut haben, eine vor Tagen getroffene Entscheidung zu revidieren, wenn er wider Erwarten einen anderen Verlauf beobachten kann. Der Arzt sollte sich darüber hinaus hüten, nach Gesetzen zu rufen, die ihn in seiner Bewegungsfreiheit und Entscheidungsmöglichkeit so einengen, daß er der einzelnen Situation nicht mehr gerecht werden kann.

Literatur

1 Bock, W. J.: Neurochirurgische Aspekte beim Polytraumatisierten. In: Hupe. Aktuelle Fragen aus der Allgemeinchirurgie: Frühkomplikationen nach Laparotomie, Mehrfachverletzungen, obere Gastrointestinalblutungen. Symposiumsbericht Braun-Melsungen *7:* 87 (1978).
2 Bock, W. J.: Neurochirurgische Probleme in Schrift zum Symposium »5 Jahre Notarztwagen-System der Landeshauptstadt Düsseldorf, 10. Februar 1979«.
3 Bock, W. J.: Schädel-Hirn-Trauma: wann allgemein-, wann neurochirurgische Behandlung? Chirurg *53:* 471–476 (1982).
4 Böckle, F.: Das Recht auf einen würdigen Tod. Rhein. Ärztebl. *14:* 513–519 (1978).
5 Grote, W. unter Mitarbeit von Bettag, W. und Bock W. J.: Neurochirurgie (Thieme, Stuttgart 1975).
6 Grote, W.; Bettag, W. und Bock, W. J.: Intensivbehandlung bei Schädelverletzten. Münch. med. Wschr. *114:* 842 (1972).
7 Pia, H. W.: Behandlungsgrundsätze und Prioritäten des Polytraumas in der Neurochirurgie. Unfallchirurgie *7:* 86 (1981).
8 Richtlinien der Schweizerischen Akademie der Medizinischen Wissenschaften: »Ärztliche Hilfe für den Sterbenden«. Dt. Ärztebl. *31:* 1933–1937 (1977).
9 Schara, J.: Die Grenzen der Behandlungspflicht in der Intensivmedizin. Dt. Ärztebl. *8:* 507–515 (1976).
10 Taesdale, G. and Jennet, B.: Assessment of coma and impaired consciousness – A practical scale. Lancet *ii:* 81 (1974).
11 Weissauer, W. und Opderbecke, H. W.: Tod, Todeszeitbestimmung und Grenzen der Behandlungspflicht. Rhein. Ärztebl. *9:* 364–369 (1973).
12 Wunderli, J.: Euthanasie oder über die Würde des Sterbens (Klett-Verlag, Stuttgart 1974).

Neuromonitoring in der Neurochirurgie – Was heißt es und unter welcher Zielsetzung wird es betrieben?

H.-E. Nau

Einleitung

Unter dem Begriff Monitor findet man in medizinischen Nachschlagewerken Überwachungsgerät, Fernsehbildschirm, im lat. Wörterbuch unter monitor, -oris, m.: Mahner, Warner, Berater, Rechtskundiger. Diese letzte Interpretation scheint am besten den Zweck und das Ziel, die den Einsatz eines Neuromonitors bestimmen, zu charakterisieren. Der Neuromonitor soll an eine bestimmte Neurofunktion bei der Behandlung des Patienten mahnen, er soll in kritischen Zuständen warnen – was deren Erkennung voraussetzt –, er soll als Rechtskundiger objektiv dokumentieren und nach Möglichkeit – wenn er intelligent ist – beraten.

Ein Monitoring – Mahnen, Warnen, Beraten – ist in unserem Neurobereich prinzipiell einem mehr morphologischen sowie einem mehr funktionellen Monitoring zuzuordnen. Ersteres ist radiologisch (Röntgen, Computertomographie, Kernspinresonanztomographie, Positron-Emissions-Tomographie) und evtl. histologisch, zweitens laborchemisch (z. B. Isoenzymbestimmungen), physikalisch (Hirndruckmessung) und elektrophysiologisch. Alle aufgeführten Methoden ergänzen sich, ersetzen sich aber nicht.

Zur Technik

Es ist zu unterscheiden zwischen Daten von Funktionen, die kontinuierlich – On-line-Daten – und diskontinuierlich – Off-line-Daten – einem Rechner zugeführt werden können. Dieser Computer hat eine bestimmte Aufnahme- und Verarbeitungskapazität: hard und soft ware. Die hard ware entspricht beim Menschen den 14 Milliarden Nervenzellen des Gehirns, die soft ware den Möglichkeiten des Kombinierens, Vergleichens, Analysierens. Die abgeleiteten Meßgrößen werden einem Gerät zugeführt und können als Funktion der Zeit auf einem Monitor dargestellt werden. Sie können aber auch nach analog-digitaler Verschlüsselung dem Rechner mit Speicher und

Verarbeitungsprogrammen zugeführt werden. Entweder können die Daten auf einem Bedside-Monitor wiedergegeben und sofort bettseitig verarbeitet (dezentrale Lösung) oder direkt dem Hintergrundsrechner (DV-Anlage) zugeführt und von dort aus Abruf und Verarbeitung durchgeführt werden (zentrale Lösung). Prinzipiell können von allen Geräten Daten dem Rechner zugeführt werden, wenn diese Geräte sog. V-24-Schnittstellen besitzen. Mit den heutigen Geräten sind Parameter der Herz-Kreislauf-Funktion, von Atmung, Hirndruck, des EEG und evozierte Potentiale zu erfassen. Da unter Neuromonitoring im engeren Sinne nur EEG-Überwachung und Ableitung evozierter Potentiale verstanden wird, seien diese im folgenden behandelt.

EEG-Monitoring

Das Elektroenzephalogramm kann aufgefaßt werden als das Summenpotential aller elektrischen Erscheinungen der vermaschten Regelkreise, die wir anatomisch als Gehirn bezeichnen. Zu trennen hiervon sind Entladungen der einzelnen Neurone oder auch bei extrazellulärer Ableitung Summenpotentiale, deren Amplitude und Zeitgang von der Zahl, der Entladungsfrequenz und der Synchronisierung der beteiligten Elemente abhängen. Von der Kopfoberfläche sind jedoch nur die langsamen Potentialschwankungen abzuleiten, die kontinuierlich in Wellenform ablaufen und letztendlich als EEG bezeichnet werden. Der Zusammenhang zwischen der Erregung einzelner Neurone und dem EEG ist nicht eindeutig klar, wobei jedoch das EEG auf einer Summierung langsamer postsynaptischer Potentiale zu beruhen scheint. Neben diesen elektrischen Phänomenen ist vom Hirn eine Gleichspannungskomponente abzuleiten, die als Bestandspotential bezeichnet wird. Klinische Bedeutung erlangt haben jene Potentiale, die als EEG bezeichnet werden.
Seit den ersten ausführlichen Untersuchungen und Beschreibungen des menschlichen Elektroenzephalogramms von *Berger* in der zweiten Hälfte der 20er Jahre ist eine Flut von Publikationen hierzu erschienen. Abgegrenzt wurden die verschiedenen Kurvenbilder des Erwachsenen-EEGs, der Entwicklung dieses EEGs im Kindes- und Jugendalter und der verschiedenen Störgrößenaufschaltungen. Als Grundtypen des Erwachsenen-EEGs werden Alpha-, Beta-, unregelmäßiges und niedrig gespanntes EEG herausgestellt.
Bei den uns interessierenden neurochirurgischen Erkrankungen kann die Kurve insgesamt verändert sein, was als Allgemeinveränderung leichten, mittleren oder schweren Grades bezeichnet wird, oder aber herdförmige Störungen aufweisen, die auf den Sitz der Läsion hindeuten. Diese herdförmigen Störungen können in Form einer Frequenzbeschleunigung, meist aber einer Frequenzverlangsamung oder in Form von Krampfstrompotentialen bestehen. Eine sog. Längsschnittuntersuchung, die wiederholte Ableitung eines Elektroenzephalogramms, kann den klinischen Verlauf objektiv doku-

mentieren. So ist z. B. in der Regel eine Zunahme der Allgemeinveränderungszeichen bei zunehmender Bewußtlosigkeit zu beobachten. Eine Rückbildung von Herdbefunden zeigt die zunehmende Genesung des Patienten nach Tumorexstirpation an. Eine Erholung schwerer EEG-Allgemeinveränderungen bei fehlender klinischer Erholung kann als prognostisch ungünstiges Zeichen bei Schädel-Hirn-Traumatikern angesehen werden. Tiefe Bewußtlosigkeit und normales Alpha-EEG weisen auf eine Hirnstammschädigung hin, dieses Bild ist als Alpha-Koma bekannt; ein Begriff, der zum einen die elektrophysiologischen Erscheinungen, zum anderen aber auch das klinische Bild charakterisiert. Bei unauffälligem computertomographischen Befund und tiefer Bewußtlosigkeit sind schwere Allgemeinveränderungszeichen im EEG nachweisbar. Hierbei wird verständlich, daß das EEG als Summenpotential der vermaschten Regelkreise auch Paraphänomen des zerebralen Metabolismus und Blood-flow ist (16). Dieses Beispiel soll aufzeigen, daß ein Neuromonitoring bei neurochirurgischen Patienten nicht nur notwendig ist, sondern auch Aufschluß über die zugrundeliegenden pathogenetischen Mechanismen gibt und oft besser mit dem klinischen Zustandsbild korreliert als radiologisch faßbare Untersuchungsbefunde. In der Zukunft wird sicherlich noch eine Vertiefung der Erkenntnisse über die den EEG-Veränderungen zugrundeliegenden biochemischen Störungen durch Einführung der analytischen Kernspintomographie zu erwarten sein.

Das EEG-Monitoring ist bei allen bewußtlosen Patienten notwendig, aber auch bei gefährdeten Patienten nach Hirnoperationen. Es kann Aufschluß geben, ob der Bewußtlosigkeit zerebrale Krämpfe zugrundeliegen, es kann die Einstellung der antikonvulsiven Therapie mit beeinflussen, es kann aber auch Auskunft geben über den Einfluß der antiödematösen Therapie.

Computerverarbeitung des EEG

Da bei normaler Papiergeschwindigkeit des Elektroenzephalographen von 30 mm/sec innerhalb von nur wenigen Stunden eine Papierflut anfällt, die visuell nicht mehr auszuwerten ist, muß eine Datenreduktion in der Langzeitüberwachung angestrebt werden. Es wurden daher verschiedene automatische Analyseprogramme entwickelt. Allen Verfahren gemeinsam ist, daß eine Digitalisierung, d. h. also eine computergerechte Zerlegung der EEG-Kurven durchgeführt werden muß. Analysiert werden können (11) Amplitude, Wellenlänge, Frequenz und Amplitude und Periodizität sowie auch die Phasenbeziehungen zweier EEG-Signale. Methoden der EEG-Analyse sind hierbei Verfahren wie Cross-Korrelation, Intervallanalyse und Histogramme. Jede Untersuchungsmethode hat ihre Vor- und Nachteile. Eine der bekanntesten Untersuchungsmethoden ist die Darstellung des EEG als Power-Spektrum. Hierbei wird eine Verdichtung der EEG-Daten über eine Fourier-

Analyse durchgeführt. Das im Zeitbereich ablaufende EEG-Signal wird in den Frequenzbereich transformiert und als Power-Leistungs-Spektrum dargestellt. Das Power-Spektrum liefert eine übersichtliche und komprimierte Darstellung der Grundaktivität und der dominierenden EEG-Frequenz. Mit geringem technischen Aufwand können jedoch nur wenige Kanäle analysiert werden. Großrechenanlagen werden notwendig, wenn von mehreren Hirnregionen solche Power-Spektren durchgeführt werden sollen.

Petsche (13) gab folgendes zu bedenken: »...ich kann mich des Eindrucks nicht erwehren, daß manche Wissenschaftler heute ebenso an die hirnelektrische Tätigkeit herangehen: zwei Elektroden werden aufgesetzt, das EEG wird abgenommen und einem Computer zugeführt, der das EEG höchst komplexen mathematischen Prozeduren unterwirft. Ein Computer ist zweifellos eine großartige informationsverarbeitende Maschine. Er beantwortet jede unserer Fragen. Leider geht es über seine Kompetenz zu entscheiden, ob unsere Frage und damit auch seine Antwort sinnvoll ist; ganz abgesehen von seiner Eigenschaft, oft zu einer höchst gefährlichen Spielsucht zu verleiten.« Darauf folgt der Vergleich der Hirntätigkeit mit einer prächtigen Landschaft: »Diese Landschaft zu beschreiben, gibt es verschiedene Möglichkeiten. Die naheliegendste ist deren Beschreibung aufgrund einer Beobachtung mit bloßem Auge vom Standpunkt des Beschauers aus. Nach dieser Taktik geht seit eh und je die klinische Elektroenzephalographie vor. Es gibt aber noch Möglichkeiten, mehr von dieser Landschaft zu sehen: von einem Hubschrauber aus ist ein weitaus größerer Teil zu überblicken und das Informationsangebot nimmt zu. Es gibt aber noch eine andere Möglichkeit: Man nehme eine Türe, blicke durchs Schlüsselloch auf die Landschaft und versuche, mit exaktesten Methoden den begrenzten Ausblick detailliertest zu beschreiben.«
Als Zusammenfassung der EEG-Anwendung auf einer neurochirurgischen Intensivstation kann man folgendes festhalten: Die Ableitung des Elektroenzephalogramms ist konventionell möglich, ferner auch über Monitore kontinuierlich. Dieses scheint mir eine sehr gute Methode für den klinischen Routinebetrieb zu sein, da bei Auffälligkeiten im EEG (zunehmende Allgemeinveränderung, Krampfpotentiale) ein konventionelles Elektroenzephalogramm angefertigt werden kann. Die computeranalytischen Verfahren sollten bestimmten Fragestellungen und Forschungsprojekten vorbehalten bleiben.

Evozierte Potentiale

In den letzten Jahren ist die Ableitung und Aufzeichnung evozierter Potentiale zur technischen Reife entwickelt worden (15). Unter einem evozierten Potential versteht man die aus der EEG-Grundaktivität herausgemittelte Antwort auf einen peripheren Reiz. Dieser kann elektrisch (somatosensibles evoziertes Potential), optisch (visuell evoziertes Potential) und akustisch (akustisch evoziertes Potential) sein. Da diese Reizantwort im normalen EEG untergeht, muß der Stimulus getriggert sein. Im zu analysierenden EEG-Teil werden aufgrund der Wahrscheinlichkeit des Auftretens positiver und negativer EEG-Potentiale zu einem bestimmten Zeitpunkt diese nach Null herausgemittelt, jedoch die Reizantwort, die immer an einer bestimmten zeitlichen Stelle auftritt, wird sich addieren und man wird eine bestimmte Kurvenform erhalten.

Der Einsatz der verschiedenen Stimuli wird sich nach der Fragestellung richten. Es ist hierdurch möglich geworden, Funktionen bestimmter neuronaler Komplexe auch am nicht kooperativen (psychisch veränderten, komatösen, anästhesierten) Patienten zu überprüfen: das somatosensible System vom Fuß über peripheren Nerv, Nervenwurzel, Plexus, Rückenmark, Hirnstamm bis zum Kortex (1; 2; 4), das visuelle von Netzhaut bis Area 17 und 18 (8; 10), das akustische in Hirnstamm und Stammganglien (5; 15). Bei Läsionen im Verlauf dieser Bahnen ist eine Verlängerung der Latenzzeiten bzw. ein Verschwinden der Potentiale nachzuweisen (15). Die Festlegung des Läsionsortes (3; 9) und eine prognostische Beurteilung (6) ist somit möglich. Für die Neurochirurgie ist besonders das hierdurch frühzeitige Erkennen von Einklemmungserscheinungen möglich (12). Eine Todeszeitbestimmung mittels evozierter Potentiale kann ebenfalls durchgeführt werden (14). Die intraoperative Ableitung evozierter Potentiale eignet sich zur Erkennung von Komplikationen (7). Die evozierten Potentiale können somit in der präoperativen Diagnostik eingesetzt werden, um das Ausmaß der neurologischen Ausfallserscheinungen festzustellen und sind so Ausgangswert für intra- und postoperatives Monitoring.

Die Ableitungs- und Average-Technik läßt eine kontinuierliche Überwachung des Patienten nicht zu. Die Untersuchungsintervalle werden sich nach dem jeweiligen Zustand des Patienten richten.

Zusammenfassung

Die Techniken zum Neuromonitoring sind heute vorhanden und ausgereift. Die Kosten zur Anschaffung der Geräte und des Betreibens sind hoch. Die Arbeit am Patienten wird sich anders gestalten als bisher, doch die großen Möglichkeiten der Datenverarbeitung werden weitere Erkenntnisse in pathophysiologische Mechanismen geben und auch die Therapie – alles letztendlich zum Wohle des Patienten – exakter gestaltbar machen. Die Zukunft hat in diesem Bereich bereits begonnen.

Literatur

1 Abbruzzese, G.; Abbruzzese, M.; Cocito, L.; Favale, E.; Leandri, M. and Ratto, S.: Conduction time of the lemniscal pathway in males and females. Acta neurol. Scand. *62:* 132–136 (1980).
2 Baust, W.; Ilsen, H. W.; Jörg, J. und Wambach, G.: Höhenlokalisation von Rückenmarksquerschnittssyndromen mittels kortikaler Reizantwortpotentiale. Nervenarzt *43:* 292–304 (1972).
3 Daly, D. M.; Roesen, R. J. and Daly, D. D.: Early evoked potentials in patients with acoustic neuroma. Electroencephal. Clin. Neurophysiol. *43:* 151–159 (1977).
4 Ertekin, C.: Evoked electrospinogram in spinal cord and peripheral nerve disorders. Acta neurol. Scand. *57:* 329–344 (1978).
5 Fabiani, M.; Sohmer, H.; Tait, C.; Gafni, M. and Kinar, R.: A functional measure of brain activity: Brain stem transmission time. Electroencephal. clin. Neurophysiol. *47:* 483–491 (1979).
6 Greenberg, R. P.; Newton, P. G.; Hyati, M. S.; Marayan, R. K. and Becker, D. P.: Prognostic implications of early multimodality evoked potentials in severely head-injured patients. J. Neurosurg. *55:* 227–236 (1981).
7 Grundy, B. L.; Nelson, P. B.; Lina, A. and Heros, R. C.: Monitoring of cortical somatosensory evoked potentials to determine the safety of sacrificing the anterior cerebral artery. Neurosurgery *11* (1): 64–67 (1982).
8 Halliday, A. M.; Halliday, E.; Kriss, A.; McDonald, W. I. and Mushin, J.: The pattern-evoked potential in compression of the anterior visual pathways. Brain *99:* 357–374 (1976).
9 Kjaer, M.: Localizing brain stem lesions with brain stem auditory evoked potentials. Acta neurol. Scand. *61:* 265–275 (1980).
10 Kooi, K. A.; Güvener, A. M. and Bagchi, B. K.: Visual evoked responses in lesions of the higher optic pathways. Neurology *15:* 841–854 (1965).
11 Matousek, M.: Frequency and Correlation Analysis, Handbook of Electroencephalography and Clinical Neurophysiology, Vol. 5, Part A, 5A1–5A137 (Elsevier Scientific Publishing Company, Amsterdam 1973).
12 Mago, S. V.; Roccaforte, P. and Moody, R. A.: Acute intracranial hypertension and auditory brain-stem responses. J. Neurosurg. *51:* 669–676 (Part I), 846–851 (Part II); J. Neurosurg. *52:* 351–358 (Part III).
13 Petsche, H.: In: Kubicki, Herrmann und Laudahn. Faktorenanalyse und Variablenbildung aus dem Elektroenzephalogramm, S. 138–140 (Gustav-Fischer-Verlag, Stuttgart/New York 1980).
14 Starr, A.: Auditory brain-stem responses in brain death. Brain *99:* 543–554 (1976).
15 Stöhr, M.; Dichganz, J.; Diener, H. C. und Buettner, U. W.: Evozierte Potentiale (Springer-Verlag, Berlin/Heidelberg/New York 1982).
16 Sulg, I.: Monitoring of brain activity and neuromuscular functions in anaesthesia and in intensive care. DATEX (Helsinki, Finland), in press.

Beatmung neurochirurgischer Patienten

G. Pohlen

Gehirnverletzte Patienten weisen eine Vielzahl von Krankheitsmustern auf, die geeignet sind, die Sauerstoffversorgung des Zentralorgans zu gefährden. Die dabei auftretenden Einzelmechanismen hängen in komplexer Weise zusammen (Abbildung 1). Nicht alle Zusammenhänge sind bekannt, nicht einmal alle bekannten sind einer direkten Messung am Krankenbett zugänglich.

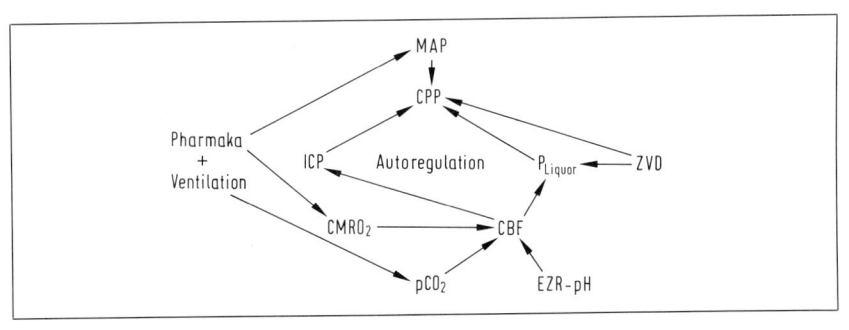

Abbildung 1. Autoregulation der Hirndurchblutung (CBF).

Die Hirndurchblutung (Cerebral-blood-flow, CBF) wird in der Hauptsache vom arteriellen pCO_2 und vom Liquor-pH (CBF-pH) gesteuert. Der Liquor-pH seinerseits ist vom Blut-pH nicht direkt abhängig, weil das Bikarbonat des Blutes – im Gegensatz zum CO_2 – nur zeitlich verzögert durch die Blut-Hirn-Schranke ausgetauscht wird. Daraus ergeben sich Besonderheiten für den Säure-Basen-Haushalt des Liquors und des Gehirns (16), die für die Beatmung wichtig sind und deshalb hier kurz aufgezeigt werden.
Neben dem verzögerten Bikarbonataustausch an der Blut-Hirn-Schranke fehlen im Liquor die Puffersysteme des Hämoglobins, Proteins und der Carboanhydrase-Systeme. Die trotzdem erstaunlich hohe Stabilität des Liquor-pH wird durch die enge Koppelung mit der Hirndurchblutung erklärt.

Es besteht ein Regelkreis mit der Regelgröße Liquor-pH, dem Regler CBF und dem Meßfühler Medulla oblongata mit ihren H^+-Ionen-sensiblen Rezeptoren (16, 22). Der Liquor besitzt im Normbereich einen höheren CO_2-Partialdruck (49 ± 2,4), einen niedrigeren pH-Wert (7,306 ± 0,03) und eine um 1–1,5 mmol/l niedrigere Bikarbonatkonzentration (22,7 ± 1,2) als arterielles Blut (16). Infolge der verzögerten Bikarbonatdiffusion durch die Blut-Hirn-Schranke bleiben die pH-Abweichungen des Liquors bei *metabolischen* Alkalosen oder Azidosen des Blutes gering.

Ein Schädel-Hirn-Trauma, aber auch andere Erkrankungen wie Tumoren, subarachnoidale Blutungen und Hirninfarkte, heben diesen Regelkreis auf. Es kommt zur Lähmung der Gefäßmuskulatur und zur Laktazidose. Der verletzte Hirnteil wird druckpassiv durchblutet. Nicht mehr der pH des Liquors, sondern der mittlere arterielle Blutdruck (MAP), der intrakranielle Druck (ICP) und der zentrale Venendruck (ZVD) bestimmen die Durchblutung der verletzten Hirnteile. Die Autoregulation im gesunden Hirngewebe bleibt erhalten. Die Laktazidose des verletzten Gewebes führt zur Azidose des Liquors, zu Atemstörungen, Hypoxie und sekundär zum Bewußtseinsverlust.

Tabelle I. Physikalisch bedingte Hirndruckerhöhung.

Hypertonie
Abflußstauung
Kopftieflage
Schmerz
Angst
Husten, Pressen
Apnoe (z. B. bei Intubation)
Schlechte Koordination zwischen Patient und Respirator

Um eine Hypoxie abzuwenden, ist eine Intubation und Beatmung eines solchen Kranken dringend angezeigt. Um die Situation nicht zu verschlimmern, müssen dabei einige Besonderheiten beachtet werden (Tabelle I). Die Intubation darf keine zusätzliche Hirndrucksteigerung, z. B. durch Husten und Pressen des Patienten gegen den Tubus, verursachen. Der Kreislauf sollte stabil sein und bleiben. Das verletzte Gehirn ist gegen Hypoxie besonders empfindlich, deshalb sollte möglichst vorher über Maskenbeatmung eine gute Oxygenierung erzielt werden. Oberkörperhochlagerung und Vermeidung von exzessiver Reklination des Kopfes sind geeignet, Abflußstörungen zu verhindern. Die Apnoezeit während der Intubation wird kurz gehalten, wenn ein Erfahrener oral intubiert.

Gerade in einer Unfallsituation mit Schädel-Hirn-Trauma lassen sich diese Idealbedingungen oft nicht verwirklichen. Besonders die Reklination des Kopfes ist eine kritische Maßnahme beim SHT, weil begleitende Halswirbelverletzungen häufig sind (21).
Eine intrakranielle Blutung kann durch hirndrucksenkende Maßnahmen verschlimmert werden und bedarf daher dringend der sofortigen chirurgischen Behandlung. In allen anderen Fällen ist eine Hyperventilation bis zu einem arteriellen pCO_2 von 28–33 mmHg die wichtigste hirndrucksenkende Maßnahme (18). In diesem Bereich wird eine deutliche Senkung der Gehirndurchblutung erreicht, ohne daß dadurch die Sauerstoffversorgung gefährdet würde (10). Wir haben immer wieder Patienten gesehen, die bei dieser Beatmung eine deutliche Senkung des Hirndrucks zeigten, bei denen dann aber im weiteren Verlauf der Erkrankung trotzdem Hirndruckkrisen auftraten. Wir konnten diese Hirndruckkrisen durch kurzzeitige weitergehende Hyperventilation oft durchbrechen, wobei manchmal Werte des arteriellen pCO_2 von unter 20 mmHg erreicht wurden; diese radikale Methode verschafft einige Minuten Zeit bis zum Wirkungseintritt der gleichzeitig beginnenden antiödematösen Therapie mit Sorbit. Die Patienten, die trotz ausreichender Sorbitgaben nach Rückkehr zur normalen Hyperventilation wieder Hirndruckanstiege zeigten, konnten durch erneute Erhöhung des Atemminutenvolumens zwar vorübergehend erfolgreich behandelt werden, sind aber im weiteren Verlauf der Erkrankung fast ausnahmslos mit unbeherrschbaren Hirndruckkrisen gestorben.
Der Nutzen der Hyperventilation im Akutstadium ist unbestritten (4, 14). Die Meinungen über eine Hyperventilation von mehr als 24 Stunden Dauer gehen aber auseinander (8, 9). Die Regulation der zerebralen Durchblutung hängt primär vom CO_2-Gehalt des arteriellen Blutes ab. Wie oben schon ausgeführt, findet der Bikarbonataustausch über eine intakte Blut-Hirn-Schranke nur stark verzögert statt. Bei längerer Aufrechterhaltung der Hyperventilation kehrt demnach die Hirndurchblutung zum Ausgangswert zurück, weil der Bikarbonatgehalt absinkt und die weitergehende Regulation über den Liquor-pH wieder wirksam wird (16).
Ein Schädel-Hirn-Trauma kann an sich schon zu schweren Störungen der Lungenfunktion führen (20). Weitere pulmonale Komplikationen sind zu erwarten, wenn Begleitverletzungen, insbesondere im Thoraxbereich, bestehen. Unter diesen Umständen kann es zur Aufrechterhaltung eines ausreichenden Sauerstoffangebots notwendig werden, die Patienten mit positivendexspiratorischem Druck (PEEP) zu beatmen. Eine ausreichende Oxygenierung des Blutes ist auf andere Weise oft gar nicht möglich, jedenfalls nicht über längere Zeiträume, ohne daß man schwere Lungenkomplikationen befürchten müßte (23). Beatmung mit PEEP erhöht den Hirndruck über die intrathorakale Druckerhöhung und die damit verbundenen Abflußstörungen in den großen Venen. Die Oberkörperhochlagerung wirkt dem entgegen (18).

Letztlich wird die Indikation zur Anwendung eines PEEP aber eher von der pulmonalen Situation her zu stellen sein, weil die Erhöhung des Sauerstoffangebots in der Einatemluft allein regelmäßig zu schweren Lungenkomplikationen führt (23) und bei vorgeschädigter Lunge auch wenig effektiv ist.
Die Verlängerung der Inspirationsphase auf Kosten der Exspiration bietet eine Möglichkeit, den Beatmungsdruck zu senken und damit die Rückwirkungen auf den Kreislauf gering zu halten. Lungenbezirke mit obstruktiver Ventilationsstörung werden langsamer, gleichmäßiger und effektiver belüftet. Pendelluft und Turbulenzen werden weitgehend vermieden; außerdem entsteht in den geschädigten Lungenabschnitten ein »selektiver PEEP« (5). Die Methode ist dabei aber nicht in der Lage, die Beatmung mit PEEP zu ersetzen (6).
Eine noch nicht in der Klinik eingeführte Methode, die Hochfrequenzbeatmung, ist möglicherweise auch für die Neurochirurgie so interessant, daß sie hier besprochen werden sollte. Diese Beatmungsform verbessert durch Anwendung sehr hoher Frequenzen (100 – >2000/min) und niedrigere Atemzugvolumina (50–100 ml) die Diffusion der intrapulmonalen Gase so sehr, daß auch bei schlechter pulmonaler Situation befriedigender bis guter Gasaustausch möglich ist (2). Die erforderlichen Beatmungsdrucke bleiben unter 10 mbar; eine Belastung des Kreislaufs durch die Beatmung entfällt vollständig (3). Die Toleranz durch den Patienten ist gut (1), der Verbrauch an Sedativa niedrig. Der Patient kann spontan atmen, da die gleichzeitige Hochfrequenzbeatmung dabei nicht stört (11). Der intrakranielle Druck wird durch diese Beatmungsform gesenkt (19). Demgegenüber stehen ungelöste technische Probleme, wie unzureichende Befeuchtung der Atemluft und unzureichende Überwachungsmöglichkeiten der Beatmungsparameter. Derzeit ist eine Kombination von konventioneller Beatmung mit niedrigen Atemminutenvolumina und gleichzeitiger Hochfrequenzbeatmung in Erprobung.
Neben den physikalischen gibt es zahlreiche medikamentöse und chemische Möglichkeiten, Hirndurchblutung und Hirndruck zu beinflussen (Tabelle II).

Tabelle II. Medikamentös/chemisch bedingte Hirndruckerhöhung.

Ketamin	
Opiat-Antagonisten	
Halothan	>0,8%
Enflurane	>1,2%
Lachgas	>70%
Azidose	
Hyperkapnie	

Ketamin kann wohl ohne Einschränkung als das gefährlichste Medikament beim Schädel-Hirn-Traumatiker bezeichnet werden. Es steigert in der klinisch üblichen Dosierung (2 mg/kg KG) die Durchblutung des Gehirns um 60 bis 80% und erhöht den Hirndruck unter Umständen auf das Doppelte. Dieser Hirndruckanstieg hält etwa 30 Minuten an (7). Ketamin ist daher in jeder Dosierung und jeder Kombination beim Schädel-Hirn-Trauma abzulehnen. Opiatantagonisten wirken vasodilatierend; sie sollten daher, wenn überhaupt, nur fraktioniert verabreicht werden.
Alle volatilen Anästhetika heben die Autoregulation der Hirndurchblutung von bestimmten Konzentrationen an auf. Dies beschränkt ihre Anwendungsmöglichkeiten; abgesehen von Lachgas sollten sie nicht verwendet werden, selbst Lachgas erst nach vorausgegangener Hyperventilation. In den letzten Jahren sind allerdings Arbeiten erschienen, die auch Lachgas gefährlicher als bisher angenommen erscheinen lassen (12, 13). Demnach müßte eine Anästhesie beim Schädel-Hirn-Traumatiker rein intravenös geführt und der Patient mit einem Luft-Sauerstoff-Gemisch beatmet werden. Die beste Kombination zur Sedierung und Analgesierung eines Schädel-Hirn-Verletzten besteht in der gleichzeitigen Anwendung von Dehydrobenzperidol (DHB) und Fentanyl. Fentanyl allein führt nicht zu wesentlichen Hirndrucksenkungen, durch die Kombination mit DHB erreicht man eine deutliche, aber nicht gefährliche Abnahme des intrazerebralen Blutvolumens bei stabilen Kreislaufverhältnissen (13). Zur Relaxierung ist am besten Pancuroniumbromid geeignet. Succinylbischolin ist nicht zu empfehlen, weil die muskulären Fibrillationen allein schon Hirndruckanstieg hervorrufen können und Pressen und Husten nach der Intubation relativ häufig vorkommen.
Die eingreifendste medikamentöse Maßnahme zur Senkung eines erhöhten Hirndrucks stellt die Dauertherapie mit Barbituraten (Thiopental) oder mit Etomidate dar. Beide Substanzen ergeben im Tierversuch einen Schutzeffekt vor Ödembildung, gute Sedierung, Hirndrucksenkung und antikonvulsive Wirkung (17). Die Anwendung am Menschen sollte aber spezialisierten Arbeitsgruppen überlassen bleiben; für die tägliche Routine sind die Ergebnisse noch zu wenig gesichert (15).
Vorbedingung für die Entwöhnung des neurochirurgischen Patienten vom Beatmungsgerät sind stabile intrazerebrale Verhältnisse ohne die Gefahr eines erneuten Hirndruckanstiegs. Die schrittweise Reduktion von kontrollierter über assistierte Beatmung hin zur Spontanatmung muß von ständigen neurologischen Kontrollen begleitet sein. Durch die Grundkrankheit bedingte Bewußtseinsstörungen können die Entwöhnung zu einem außerordentlich schwierigen Problem werden lassen. Spontanatmung ist trotzdem anzustreben, sobald es der Zustand des Patienten ohne Gefährdung erlaubt. Nur so können langfristig beatmungsbedingte Komplikationen auf das geringstmögliche Maß reduziert werden.

Literatur

1. Babinski, M.; Smith, R. B. and Klain, M.: High frequency jet ventilation for laryngoscopy. Anesthesiology *52:* 178 (1980).
2. Carlon, G. C.; Ray, C.; Klain, M. and McCormack, P. M.: High frequency positive pressure ventilation in management of a patient with bronchopleural fistula. Anesthesiology *52:* 160 (1980).
3. Chakrabarti, M. K.: Cardiorespiratory effects of high frequency positive pressure ventilation in the dog. Br. J. Anesthesiol. *52:* 475 (1980).
4. Cunitz, G.; Dannhauser, J. und Gruss, P.: Beeinflussung des intrakraniellen Drucks bei neurochirurgischen Operationen durch Hyperventilation, positiv-negative Druckbeatmung und PEEP. Anästhesist *28:* 142 (1979).
5. Dammann, J. F. and McAslan, T. C.: Optimal flow pattern for mechanical ventilation of the lungs. Crit. Care Med. *5:* 28 (1977).
6. Damman, J. F.; McAslan, T. C. and Maffeo, Ch. J.: Optimal flow pattern for mechanical ventilation of the lungs. The effect of a sine wave versus a square wave flow pattern with and without an endinspiratory pause on patients. Crit. Care Med. *6:* 293 (1978).
7. Gardner, E.; Olsen, E. and Lichtinger, M.: Cerebrospinal fluid pressure during dissociative anesthesia with ketamine. Anesthesiology *53:* 226 (1971).
8. Gordon, E. and Bergvall, U.: The effect of controlled hyperventilation on cerebral blood flow and oxygen uptake in patients with brain lesions. Acta Anesthesiol. Scand. *17:* 63 (1973).
9. Jennet, B.; Teasdale, G.; Fry, J.; Braakmann, R.; Minderhoud, J.; Herden, J. and Kurze, T.: Treatment for severe head injury. J. Neurol. Neurosurg. Psychiat. *43:* 289 (1980).
10. Kety, S. S. and Schmidt, C. F.: The determination of cerebral blood flow in man by use of nitrous oxide in low concentrations. Am. J. Physiol. *143:* 53 (1945).
11. Klain, M.; Keszler, H. and Brader, B. A.: High frequency jet ventilation in CPR. Crit. Care Med. 9, *5:* 421 (1981).
12. Lassen, N. A. and Christensen, M. S.: Physiology of cerebral blood flow. Br. J. Anesthesiol. *48:* 719 (1976).
13. Moss, E. and McDowall, D. G.: ICP increases with 50% nitrous oxide in oxygen in severe head injuries during controlled ventilation. Br. J. Anesthesiol. *51:* 757 (1979).
14. Papo, I. and Caruselli, G.: The effect of intracranial pressure of stopping controlled ventilation in patients with head injuries. Neurochirurgia *21:* 157 (1978).
15. Pfenniger, E. and Ahnefeld, F. W.: Narkoseführung beim polytraumatisierten Patienten mit assoziiertem Schädel-Hirn-Trauma. Anästhesist *32:* 191 (1983).
16. Prill, A.: Säure-Basen-Gleichgewicht im Liquor cerebrospinalis und Stabilisierung zentralnervöser Funktionen. Wissenschaftl. Inform. (Fresenius) *4:* 176 (1974).
17. Safar, P.; Bleyaert, A. and Nemeto, E. M.: Resuscitation after global brain ischemia-anoxia. Crit. Care Med. *4:* 215 (1978).
18. Shapiro, H. M.: Intracranial hypertension: therapeutic and anesthetic considerations. Anesthesiology *43:* 445 (1975).
19. Shapiro, H. M.; Todd, M. M. and Toutant, S. M.: Effects on low and high frequency ventilation on intracranial pressure and brain surface movement. ZAK Berlin 64 (1981).

20 Staub, N. C.: Pulmonary edema. Chest 74: 559 (1978).
21 Steinhoff, H. und Schwarzhoff, W.: Neuere Erkenntnisse in der Behandlung des Schädel-Hirn-Traumas. Notfallmedizin 4: 659 (1978).
22 Thews, G.: Grundlagen der Atmungsphysiologie. In: Benzer, Frey, Hügin und Mayrhofer, Lehrbuch der Anästhesiologie, Reanimation und Intensivtherapie, S. 67 (Springer, Berlin/Heidelberg/New York 1977).
23 Wolff, G.: Die künstliche Beatmung auf Intensivstationen (Springer, Berlin/Heidelberg/New York 1977).

Komplikationen bei Schädel-Hirn-Traumen

R. Wüllenweber

Komplikationen nach Schädel-Hirn-Verletzungen sind auch heute noch trotz oder vielleicht sogar wegen der Anwendung der Kortikosteroide und der Antibiotika keineswegs harmlos. Das gilt vor allem für die entzündlichen Komplikationen. Selbst banale Kopfplatzwunden können die Eintrittspforte für Infektionserreger sein, die sich per continuitatem ausbreiten und zu schweren zerebralen Infektionen führen. Deshalb sollen zunächst die entzündlichen Komplikationen in der Reihenfolge ihrer Ausbreitung, die zugleich eine Zunahme des Schweregrades beinhaltet, dargestellt sein:

1. Kopfschwartenphlegmone
2. Schädeldachosteomyelitis
3. Epiduraler Abszeß
4. Subdurales Empyem
5. Meningitis
6. Hirnabszeß und phlegmonöse Markenzephalitis

Die Ursache der *Kopfschwartenphlegmone* ist nicht selten die primär ungenügend versorgte, sekundär infizierte Kopfplatzwunde. Die immer noch gelegentlich zu hörende Meinung, daß an der gut vaskularisierten Galea fast jede Wunde primär heilt, kann dazu verleiten, bei der Versorgung von Bagatellverletzungen die Wundexzision nicht exakt durchzuführen, so daß man bei Revisionen immer wieder eingeklemmte Haare, Straßenschmutz und Glassplitter bei völlig unzureichend rasiertem Operationsfeld findet. Die einzig wirkungsvolle Prophylaxe gegen alle von außen eindringenden Infektionserreger ist deshalb die sorgfältige Primärversorgung aller penetrierenden Verletzungen. Die Klinik dieser Infektionen ist allgemein bekannt: Hautrötungen, lokale Druckempfindlichkeit, teigige Schwellung, Vergrößerung der regionalen Lymphknoten und rasch zunehmende Schwellung der Augenlider, vorwiegend bei frontaler Lokalisation.

Die Therapie besteht in der breiten Spreizung infizierter Wunden, eventuell mit Gegeninzision, Einziehung von Gummilaschen und lokaler Spülung mit Antibiotikalösung.

Die *Schädeldachosteomyelitis* als Folge einer fortgeleiteten Infektion weist eine ähnliche Klinik auf wie die Phlegmone, dazu kommt eine ausgeprägte Klopfempfindlichkeit der Kalotte. Die Röntgendiagnose hat differentialdiagnostisch Metastasen, das eosinophile Granulom und selten den M. Paget zu berücksichtigen. Die Therapie besteht in der vollständigen osteoklastischen Entfernung des infizierten Knochens bis in das gesunde Gewebe hinein. Die zweckmäßigste Schnittführung ist die lappenförmige Umschneidung des osteomyelitisch veränderten Knochens mit basaler Stielung des Hautlappens, wobei der Lappen so groß gewählt werden muß, daß die Narbe auf gesundem Knochen liegt; mehrtägige Redon-Drainage und lokale und systemische Antibiotikaanwendung ist erforderlich. Eine plastische Deckung der Knochenlücke kommt erst nach völligem Abklingen der Infektion, etwa drei bis sechs Monate nach der Erstoperation, in Frage.

Der *epidurale Abszeß* besteht selten in einer größeren Eiteransammlung. Meist liegen bei einer Schädeldachosteomyelitis schmierig-eitrige Beläge der Dura vor. Im klinischen Bild sind je nach Lokalisation kortikale Reizerscheinungen in Form von Jackson-Anfällen, aber auch Hirndruckzeichen beobachtet worden. Die Therapie besteht in der sofortigen Entleerung des Abszesses bzw. der Entfernung der schmierig-eitrigen Durabeläge, die mit größter Sorgfalt mit dem scharfen Löffel durchgeführt werden muß, wobei eine Penetration der Dura unter allen Umständen zu vermeiden ist. Ein Hochnähen der Dura ist in diesen Fällen meist nicht möglich, da die Nähte immer wieder ausreißen, zudem können derartige Hochnähte die Eintrittspforte für eine subdurale Infektion sein. Daß neben der chirurgischen Versorgung auch beim epiduralen Abszeß die lokale und systemische Antibiotikagabe selbstverständlich ist, muß nicht erwähnt werden.

Beim *subduralen Empyem* als Folge einer penetrierenden Schädel-Hirn-Verletzung oder Durchwanderung nach einer Osteomyelitis kann man sowohl hochakute wie auch subchronische Verläufe finden. Bei den akuten Verläufen kommt es sehr rasch zu Hirndruckzeichen, starken Kopfschmerzen, Bewußtseinstrübung, Temperatursteigerung und dem klinischen Bild einer Begleitmeningitis. Das computertomographische Bild entspricht dem des chronischen subduralen Hämatoms, zeigt aber nach Kontrastmittelgabe eine deutliche Hyperdensität der zum Hirn gelegenen Grenzschicht. Empyeme im Mittelspalt, die früher angiographisch nur schwer zu lokalisieren waren, zeigen computertomographisch die gleiche hyperdense Randbegrenzung und sind dadurch ohne Schwierigkeit zu lokalisieren.

Die Therapie besteht in der sofortigen Entleerung des Empyems, wobei man je nach Ausdehnung der Infektion mit einem erweiterten Bohrloch auskommen kann, gelegentlich aber auch eine größere Entlastungstrepanation durchführen muß. Ausgiebige Spülung mit Antibiotikalösungen, Drainage des Subduralraums und breitbasige antibiotische Behandlung sind selbstverständliche therapeutische Notwendigkeiten. Ein primärer Verschluß der Dura verbietet sich in den meisten Fällen, vor allem dann, wenn eine intrakranielle Drucksteigerung aufgrund des perifokalen Ödems vorliegt. Das Empyem stellt in vielen Fällen einen akut lebensbedrohlichen Zustand dar, so daß die Prognose zumindest bei perakutem Verlauf zweifelhaft ist. In etwa 15 Prozent ist mit einem konsekutivem Hirnabszeß zu rechnen. Andererseits kann ein in den Subduralraum perforierter Hirnabszeß auch Ursache des subduralen Empyems sein.

Die posttraumatische *Meningitis* kann bei allen offenen Schädel-Hirn-Verletzungen auftreten. Die wichtigste Prophylaxe ist die sachgemäße Versorgung von Hirnwunden mit sorgfältiger Säuberung von eingedrungenen Fremdkörpern und nekrotischem Material mit anschließendem primären Duraverschluß. Unter breiter antibiotischer Abdeckung ist die Infektionsrate bei penetrierenden Hirnverletzungen gering. Das gilt allerdings nicht für die fronto-basalen und latero-basalen Schädel-Hirn-Verletzungen mit den typischen klinischen Zeichen der Naso- bzw. Otoliquorrhoe. Die pathogene Besiedlung der Nasenschleimhaut stellt ein ständiges Infektionsrisiko bei jeder Nasoliquorrhoe dar. Als Erreger für die posttraumatische Meningitis kommen neben Streptokokken, Staphylokokken, Pneumokokken, Pyocyaneus und Coli zunehmend auch Klebsiellen in Betracht. Die Liquorfistel ist, nach meiner Meinung, neben den penetrierenden offenen Hirnverletzungen das einzige Krankheitsbild, das eine Antibiotikaprophylaxe bis zum völligen Verschluß der Duralücke indiziert. Die Eintrittspforten der Infektionserreger sind hinreichend bekannt, ebenso das klinische Bild mit starken Kopfschmerzen, Temperatursteigerung, Nackensteifigkeit, motorischer Unruhe und Eintrübung des Bewußtseins bis zu tiefer Bewußtlosigkeit. Neurologische Ausfälle, insbesondere Hirnnervenausfälle, sind durch die bevorzugte Lokalisation an der Basis bedingt. Die Lumbalpunktion kann bei gleichzeitig vorliegender Hirndrucksteigerung kontraindiziert sein.

Bei der Therapie der akuten eitrigen Meningitis kann das Ergebnis einer Resistenzbestimmung nicht abgewartet werden, sondern es muß sofort eine breitbasige Antibiotikabehandlung eingeleitet werden. Der aus der Zeit vor der Antibiotikaanwendung stammende Liquor-Luft-Austausch hat sich bis heute als therapeutische Maßnahme bewährt. Wegen der vorliegenden Hirndrucksteigerung muß der Austausch fraktioniert erfolgen, d. h. nach jeweiligem Ablassen von drei bis fünf ml Liquor muß die gleiche Menge Luft langsam lumbal bei Hochlagerung des Kopfes instilliert werden. Obwohl die Liquorgängigkeit bei Infektionen erhöht ist, reicht bei perakuter eitriger Meningitis die ausschließlich parenterale Antibiotikaanwendung nicht aus, sondern man sollte in jedem Fall auch intrathekal Antibiotika applizieren. Die antibiotische Therapie muß selbstverständlich bis zur völligen Sanierung des Liquors fortgesetzt werden. Beim Verdacht auf ein Fortschreiten der Infektion mit Beteiligung des Ventrikelependyms, dem Vorliegen einer Ventrikulitis, ist die Anlage eines Bohrlochs und einer externen Ventrikeldrainage zu erwägen, um regelmäßige Spülungen der infizierten Ventrikel mit Antibiotikalösungen durchführen zu können. Die Anwendung von Kortikosteroiden bei schweren Infektionen ist problematisch. Wir verzichten auf die Anwendung von Kortikosteroiden bei jeder Infektion. Die Prognose der akuten eitrigen Meningitis ist auch heute noch trotz aller intensivmedizinischen Bemühungen zweifelhaft, wenn auch sicher eine Minderung der Letalität in den letzten Jahren durch die Weiterentwicklung der Antibiotika erzielt worden ist. Maßgeblich für den letalen Ausgang einer akuten Meningitis ist die Ausbreitung der Infektion bei Einsetzen der Therapie; je ausgeprägter die Infektion, um so stärker die Bewußtseinstrübung und um so schlechter die Prognose.

Der posttraumatische *Hirnabszeß* ist in den meisten Fällen die Folge einer penetrierenden Schädel-Hirn-Verletzung. Wir haben allerdings in jüngster Zeit auch einen posttraumatischen Hirnabszeß bei einer gedeckten Schädel-Hirn-Verletzung beobachtet, gleiche Erfahrungen wurden mir von anderen Kliniken mitgeteilt.

Das klinische Bild des Hirnabszesses kann sehr vielgestaltig sein. Das Initialstadium kann mit den Zeichen einer Meningoenzephalitis stürmisch beginnen, andererseits kann das Initialstadium harmlos verlaufen und durch andere Infektionskrankheiten überdeckt sein. Im Krankheitsverlauf stehen die Zeichen einer intrakraniellen Raumforderung im Vordergrund. Je nach Lokalisation herrschen neurologische Ausfälle wie Paresen, Aphasien, Gesichtsfeldstörungen oder psychische Auffälligkeiten vor. Die Schädelinnendrucksteigerung mit Stauungspapille, Kopfschmerzen und Erbrechen deutet zusammen mit meningitischen Reizerscheinungen auf die Entwicklung eines Hirnabszesses hin. Das EEG zeigt einen ausgeprägten Herdbefund mit Deltawellen über dem Abszeß. Das computertomographische Bild läßt im Falle einer bereits ausgebildeten Abszeßkapsel eine Kontrastmittelanreicherung mit hyperdensem Ring erkennen. Die differentialdiagnostische Abgrenzung gegenüber Metastasen, Glioblastomen oder in Resorption befindlichen Hämatomen kann Schwierigkeiten bereiten. Die Liquoruntersuchung zeigt meist eine mäßige Pleozytose bei deutlicher Eiweißerhöhung. Da der Hirnabszeß oft mit einer erheblichen Hirndrucksteigerung einhergeht und das Symptom der Stauungspapille selten fehlt, verbietet sich eine Lumbalpunktion in vielen Fällen. Die kausale Therapie eines Hirnabszesses besteht in der Entfernung des Eiterherdes. Die Größe des Eingriffes ist von der Lokalisation des Abszesses und dem Allgemeinzustand des Patienten abhängig. Der kleinste Eingriff ist die Punktion und Drainage des Abszesses über ein Bohrloch, die Abszeßhöhle sollte durch Spülungen mit Antibiotikalösungen saniert werden. Die Drainage muß solange belassen werden, bis in der Spülflüssigkeit keine Erreger mehr nachweisbar sind. Die Schwierigkeiten der Therapie der Hirnabszesse sind nach wie vor darin begründet, daß viele Abszesse mehrkammerig sind und daß die Abszeßkapsel infiltriert ist. Sobald der Allgemeinzustand des Patienten es erlaubt, sollte deshalb nach Sanierung des Abszeßinhaltes eine operative Entfernung der Abszeßkapsel durchgeführt werden. Wir gehen von diesem Prinzip nur dann ab, wenn der Abszeß in der Tiefe oder in der Parietalregion sitzt. Wird die Kapsel belassen, sind besonders sorgfältige computertomographische Kontrollen über einen längeren Zeitraum angezeigt. Posttraumatische Spätabszesse nach Kriegsverletzungen sind viele Jahre nach der Verletzung beobachtet worden. Dabei handelt es sich meist um blande verlaufende Infektionen.

Bei einer Ausbreitung der Infektion ohne Bildung einer Abszeßkapsel kommt es zur *phlegmonösen Markenzephalitis*, einem Krankheitsbild, das vor der Einführung der Antibiotika zu den gefürchtetsten Komplikationen nach Schädel-Hirn-Verletzungen gehörte. Offenbar erweist sich das Marklager bei der Abwehr der Infektion als weniger widerstandsfähig als die Hirnrinde, so daß sich die Infektion schrankenlos im Marklager ausbreiten kann. Die phlegmonöse Markenzephalitis ist ein Krankheitsbild, das heute relativ selten beobachtet wird, aber immer noch in den meisten Fällen tödlich endet.

Komplikationen bei der Frakturheilung sind einmal bei Gesichtsschädelfrakturen bekannt. *Mukozelen*, die sich aus Schleimhautprolapsen in Frakturen der Nasennebenhöhlen entwickeln, können superinfiziert sein und zu einer Infektionsausdehnung per continuitatem führen. So beobachteten wir einen retrobulbären Abszeß, der sich aus einer infizierten Mukozele in der Orbita entwickelt hatte. Die häufigste Komplikation bei der Frakturheilung stellt die *wachsende Fraktur* der Schädelkalotte im Kindesalter dar. Durch Interposition von Liquor, Dura oder auch Hirngewebe wird eine Frakturheilung verhindert. Eine gleichzeitig bestehende Schädelinnendrucksteigerung führt zur Aufsprengung der Fraktur und verhindert eine knöcherne Heilung. In Kombination damit besteht nicht selten eine *Hirn-Dura-Narbe*, ein Hydrozephalus und eine posttraumatische Epilepsie.

Die operative Behandlung der wachsenden Fraktur besteht in der Beseitigung der Narbe – beim Vorliegen einer Hirn-Dura-Narbe muß diese bis in den Ventrikel hinein exstirpiert werden –, im plastischen Verschluß der Dura und eventuell auch des Knochens, wenn die wachsende Fraktur solche Ausmaße erreicht hat, wie an einem Beispiel dargestellt wird.

Die Hirn-Dura-Narbe ist nicht selten die Ursache einer *posttraumatischen Epilepsie,* deren Erscheinungsformen weitgehend von der Lokalisation bestimmt sind. Neben generalisierten und fokalen Anfällen sind die häufig abortiv verlaufenden Äquivalente der Temporallappen-Epilepsie zu beachten, da sie oft nicht diagnostiziert werden. Das EEG gestattet in vielen Fällen eine Lokalisation des Fokus. Bei Vorliegen von steilen Wellen im EEG stellt sich immer wieder die Frage einer antikonvulsiven Prophylaxe. Wie weit eine solche Prophylaxe sinnvoll ist, kann man schwer abschätzen. Sicher ist die Gabe von einer Tabl. Mylepsin/Tag keine ausreichende Prophylaxe. Wir führen die antiepileptische Prophylaxe nach offenen Schädel-Hirn-Verletzungen, insbesondere im Temporallappenbereich durch, außerdem nach entzündlichen Komplikationen wie Meningitiden oder Abszessen. Wir benutzen zur Prophylaxe Tegretal in der Dosierung von 3mal 1 Tabl./Tag. Konsequenterweise muß diese Prophylaxe über zwei bis drei Jahre durchgeführt werden, auch dann, wenn keine Manifestation eines Anfallsleidens vorliegt. Es ist außerordentlich schwer zu entscheiden, ob diese Prophylaxe effektiv und sinnvoll ist. Zur Beurteilung wäre eine große, prospektive randomisierte Studie notwendig, wobei sich natürlich immer wieder die Schwierigkeit ergibt, Schädel-Hirn-Verletzungen unterschiedlichen Ausmaßes zu vergleichen.

Der *Hydrocephalus mal resorptivus* stellt eine Komplikation dar, die durch Liquorresorptionsstörungen nach traumatischen Subarachnoidalblutungen, Meningitiden und ausgeprägtem posttraumatischem Ödem beobachtet wird. Die Frequenz dieser Komplikation dürfte nach unserem Eindruck bei etwa 10 bis 15% liegen. Die Therapie besteht in einer liquorableitenden Operation. Mit der Computertomographie steht heute ein Untersuchungsverfahren zur Verfügung, das erlaubt, die Entwicklung eines Hydrozephalus durch regelmäßige Kontrollen zu überwachen. Weitere diagnostische Maßnahmen sind fortlaufende Liquordruckmessungen, wobei spontanen Liquordruckschwankungen eine pathognomonische Bedeutung zukommt.

Das *verkalkte chronische subdurale Hämatom* als Komplikation einer Schädel-Hirn-Verletzung soll nur am Rande erwähnt werden. Ein Beispiel nach einer frühkindlichen Hirnschädigung mag verdeutlichen, welche Ausmaße derartige verkalkte Hämatome annehmen können.

Unter den posttraumatischen Komplikationen bei *Gefäßverletzungen* möchte ich das Beispiel eines jungen Mannes erwähnen, der wegen unstillbaren Nasenblutens von der Hals-Nasen-Ohrenklinik überwiesen wurde. Die Angiographie zeigte eine Fistel der A. carotis interna zu den Nasennebenhöhlen. Um die lebensbedrohliche Blutung zum Stehen zu bringen, mußte die Interna unterbunden werden.

Die weitaus häufigste Komplikation ist die *Carotis-Sinus-Cavernosus-Fistel* mit dem klassischen Bild des pulsierenden Exophthalmus. Die Methode der Wahl in der operativen Behandlung dieser Fisteln stellt heute der Verschluß der Fistel durch einen Ballonkatheter mit ablösbarem Ballon dar, eine Methode, die in den meisten Fällen zu einem sicheren Verschluß der Fistel führt, ohne daß die Durchgängigkeit der Carotis interna beeinträchtigt wird.

Dieser Überblick über Komplikationen nach Schädel-Hirn-Verletzungen ist sicher nicht vollständig, soll aber dazu dienen, an die Vielzahl möglicher Komplikationen zu denken, denn nur die Kenntnis dieser ganzen Vielfalt gestattet die in den meisten Fällen erfolgreiche Therapie.

Literatur beim Verfasser.

Ergebnisse der Behandlung von Komplikationen nach Schädel-Hirn-Traumen

F. Brandt

Im folgenden sollen die Ergebnisse der neurochirurgischen Behandlung beim posttraumatischen Hydrozephalus und A.-carotis-Sinus-cavernosus-Fisteln mitgeteilt werden.

Posttraumatischer Hydrozephalus
Im 4jährigen Beobachtungszeitraum von 1976–1980 fand sich in der Untersuchung von *Roosen, Maksoud* et al. bei 1217 mittelschwer bis schwer hirnverletzten Patienten in 3,9% ein posttraumatischer Hydrozephalus. Aufgrund der klinischen Symptomentwicklung als auch der computertomographischen und nuklearmedizinischen Kriterien wurde bei 13 Patienten eine liquorableitende Drainage implantiert, wobei die Operationsindikation zumeist in der posttraumatischen Frühphase gestellt wurde (n = 11). Mit einer eindeutigen Rückbildung der Ventrikelweite korrelierte in der Regel auch eine gute klinische Erholung. Bei konstanter Ventrikelweite wurde in gleicher Häufigkeit mit und ohne Shunt eine klinische Besserung beobachtet.

A.-carotis-Sinus-cavernosus-Fistel
Ihre Genese ist in der überwiegenden Zahl der Fälle traumatisch bedingt. Wir sahen zwölf solcher Fälle sowie eine Fistel, die durch eine iatrogene Läsion bei Endarterektomie der A. carotis int. verursacht worden war. Im ersten Schritt wurde versucht, einen Fistelverschluß durch eine endovaskuläre Okkluson der Karotis in Höhe der Fistel mittels Fogarty-Katheter zu erwirken. Bei sechs Patienten gelang dieser Eingriff problemlos. Hierzu war eine ausreichende Kollateralversorgung, die durch vorausgegangenes Gefäßtraining überprüft worden war, Voraussetzung. Im Fall der iatrogenen Fistel ist auch die Technik abwerfbarer Ballonkatheter zum Einsatz gekommen. Gelang das Vorschieben des Fogarty-Katheters aus anatomischen Gründen nicht oder kam es dennoch, wie in einem Fall, zu einem Fistelrezidiv, erfolgte die intrakranielle Ligatur der A. carotis interna proximal des Abganges des R. communicans posterior. Diese als »trapping« bezeichnete Methode führte in sechs Fällen zum sicheren Fistelverschluß. Bei einem Patienten ließen

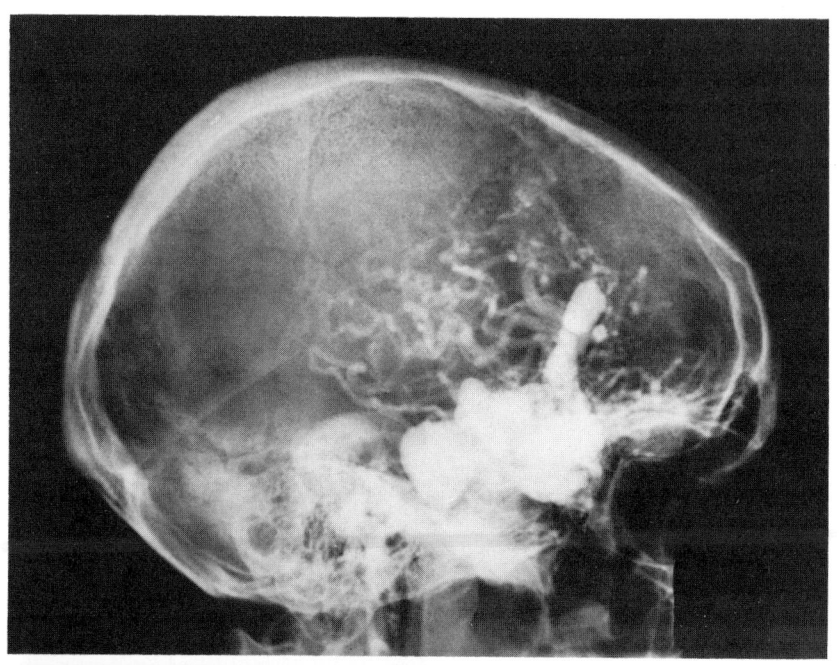

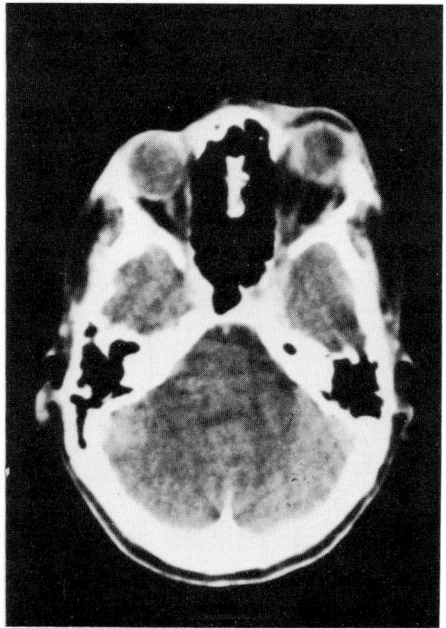

Abbildung 1. Angiogramm bei A.-carotis-Sinus-cavernosus-Fistel. Massiv gestaute temporale Kortikalgefäße.

Abbildung 2. Präoperatives Computertomogramm einer Patientin mit A.-carotis-Sinus-cavernosus-Fistel. Deutlich sichtbarer Exophthalmus des rechten Auges sowie Verbreiterung des mit Kontrastmittel gefüllten Sinus cavernosus.

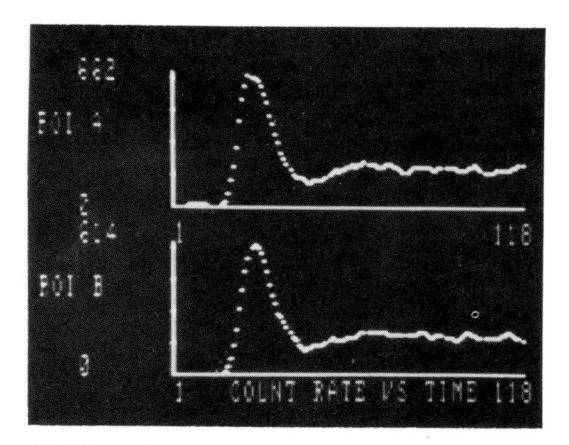

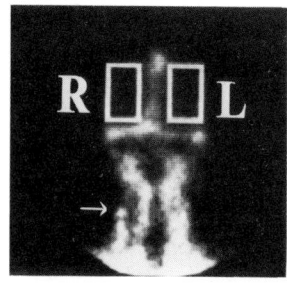

Abbildung 3. Postoperatives Perfusions-Szintigramm mit Darstellung des Isotopendurchflusses durch die Großhirnhemisphären. Abbruch der Nuklidanflutung in der durch Ballonkatheter verschlossenen rechten A. carotis int. (Pfeil).

interkavernöse Rechts-links-Shunts als auch Externa-Interna-Anastomosen über Meningealgefäße den Zustrom zur Fistel nicht unterbrechen.
Klinische Hinweise für ischämische Komplikationen nach Ligatur oder Okklusion der homolateralen Karotis ergaben sich nicht. Lediglich ein Patient mit beidseitiger Fistel und Verschluß beider Karotiden klagte über gelegentliche Schwindelerscheinungen beim Aufstehen. Die ausreichende Perfusion der Großhirnhemisphären wurde mittels Sequenzszintigraphie in einer Langzeit-Nachuntersuchungs-Studie analysiert. Man fand hierbei nahezu identische Kurvenverläufe der Isotopenperfusion über den Hemisphären als Ausdruck eines suffizienten Kollateralkreislaufes.

Literatur

1 Brandt, F.; Roosen, K. and Grote, W.: Clinical and neuroradiological long-term follow-up study of cases with carotid cavernous sinus fistulae treated by different surgical techniques. Neurochirurgia *24:* 119–122 (1981).
2 Brandt, F.; Funke-Völkers, R.; Strötges, M. W.; Grote, W. and Szy, D.: Scintiphotographic studies for long-term results in carotid cavernous sinus fistulae. Eur. J. Nucl. Med. *6:* 511–513 (1981).
3 Roosen, K.; Maksoud, M.; Brenner, A. und Hartwig, Th.: Klinische und computertomographische Spätergebnisse nach operativer Therapie posttraumatischer Liquorzirkulationsstörungen. In: Müller, Das traumatische Mittelhirnsyndrom (Springer, Berlin/Heidelberg 1982).

Rehabilitation nach Schädel-Hirn-Traumen

W. Gobiet

Einleitung

Die Erfahrung hat gezeigt, daß nach schweren Schädel-Hirn-Verletzungen in der Regel der vorherige Zustand ohne spezielle Nachbehandlung nicht wieder erreicht wird. Bei fast allen Patienten bleiben körperliche und psychische Ausfälle bestehen, die eine gezielte Behandlung notwendig machen. Hierzu gehören besonders Lähmungen, Sprachstörungen, Einschränkung von Antrieb, Konzentration, Neugedächtnis, Belastbarkeit in zeitlicher Hinsicht, Wesensveränderung und Krampfanfälle.

Leichte und mittelschwere Hirnverletzungen

Nach leichten und mittelschweren Hirnverletzungen mit nur kurzzeitigem Bewußtseinsverlust wird vor der endgültigen Erholung ein Durchgangsstadium durchlaufen.
Dieses ist gekennzeichnet durch wechselnde Bewußtseinslage, Desorientiertheit, hyperagile, häufig aggressive und delirante Züge.
Die Dauer ist unterschiedlich.
Mit zunehmender Besserung überwiegt die Kooperation, so daß die Indikation zur neurologischen Nachbehandlung damit gegeben ist. Die Behandlung des Durchgangsstadiums kann nur symptomatisch mit sedierenden Maßnahmen erfolgen.

Schwere Verletzungen

Im Gegensatz hierzu ist der Verlauf nach schweren Schädel-Hirn-Traumen durchaus unterschiedlich. Hier werden zwar auch verschiedene Entwicklungsstufen durchlaufen. Innerhalb dieser Phasen ist jedoch ein wesentlich aufwendigerer therapeutischer Einsatz notwendig, um die Möglichkeit der Besserung bzw. Ausheilung herbeizuführen.

Apallisches Syndrom

Patienten mit primären Hirnstammverletzungen sind nach *Gerstenbrand* als Vorstadium eines Symptomkomplexes aufzufassen, der in der Literatur als apallisches Syndrom bezeichnet wird.
Das Vollbild ist gekennzeichnet durch:

- Bewußtlosigkeit, jedoch Augenöffnen ohne zu fixieren möglich
- Zunehmende Stabilisierung vegetativer Funktionen
- Fortbestehen von Streck- bzw. Beugemechanismen
- Auf Schmerzreize höchstens Massenbewegung
- Motorische Primitivschablonen, wie Kauen, Schmatzen und Schlucken

Eine spezifische rehabilitative Therapie ist hier noch nicht möglich. Die Behandlung kann nur symptomatisch auf apparativ und instrumentell gut ausgerüsteten Stationen erfolgen, um Sekundärschäden zu verhindern. Entscheidend ist, daß das apallische Syndrom zwar in einigen Fällen als Endzustand, bei den meisten jedoch nur als Durchgangsstadium anzusehen ist.

Remissionsstadium

Eine Tendenz zur Besserung wird als Remissionsstadium bezeichnet. Kardinalsymptom der beginnenden Remission ist die beginnende Bewußtseinsaufhellung. Da diese nur allmählich auftritt, muß bei bewußtlosen Patienten immer wieder geprüft werden, ob nicht schon Reaktionen auf äußere Reize vorhanden sind. Diese sind:

- auf Schmerzreize Übergang der Massenbewegungen in ungezielte bzw. gezielte Abwehrbewegungen
- erste sichtbare Reaktion auf energisches Ansprechen

Diese Antworten erfolgen anfangs nicht konstant und sind häufig erst nach mehrfacher energischer Aufforderung auszulösen. Die frühzeitige Diagnostik des beginnenden Remissionsstadiums ist für den weiteren Verlauf extrem wichtig. Bei konsequenter Nachbehandlung haben viele Patienten, die diese Stufe erreichen, eine gute Möglichkeit der weitgehenden Ausheilung. Wird in dieser Phase nicht mit der Therapie begonnen, besteht die Gefahr, daß der Patient in das apallische Syndrom zurückfällt oder auf der gleichen Stufe stehen bleibt.
Für den Betreuer ist dieses Stadium äußerst mühselig. Es kommt darauf an, durch häufige und intensive Ansprache Reaktionen hervorzurufen, aufzugreifen und weiterzuführen. Dies ist die einzige Möglichkeit, die Passivität zu durchbrechen und gestörte Funktionskreise neu zu bahnen.

Um Sekundärschäden zu verhindern, kann die Betreuung auch in diesem Stadium nur auf medizinisch speziell ausgerüsteten Überwachungsstationen erfolgen.

Das Auftreten differenzierter mimischer Ausdrücke bedeutet, daß eine Phase zunehmender Kooperation beginnt. Hauptmerkmal ist jedoch noch immer der fehlende bzw. stark reduzierte Antrieb bei maximal eingeschränkter Gedächtnisleistung. Jetzt ist die Möglichkeit zu gezielteren Therapien durch verschiedene Behandler gegeben. Diese wird zunächst ihren Schwerpunkt im Wiedererwerb lebenspraktischer Fähigkeiten haben:

- Training von Feinmotorik und Koordination
- Sitzen und Gehen
- Nahrungsaufnahme, Körperpflege, Sauberkeit
- Sprache
- Konzentrations- und Gedächtnistraining

Wegen der nur kurzen Belastbarkeit muß die Intensität durch häufige, über den Tag verteilte Unterrichte gewährleistet sein. Auch Wochenenden müssen übungsmäßig genutzt werden.

Rehabilitation

Ziel der eigentlichen Rehabilitationsmaßnahmen ist es, durch differenziertere Behandlung geistige und körperliche Ausfälle zu beheben, um eine Integration in das Sozial- und Schulleben zu erreichen (Tabelle I). Um diese Forderung zu erfüllen, sind eine Reihe spezialisierter Therapeuten notwendig (Tabelle II).
Eine sinnvolle Koordination durch einen neurotraumatologisch erfahrenen Arzt ist unumgänglich. Regelmäßige unfallchirurgische, orthopädische, augenärztliche und HNO-ärztliche Mitbetreuung muß gerade in dieser Phase gewährleistet sein, da über die Hälfte der Patienten polytraumatisiert ist. Das Hauptproblem der Rehabilitation nach schweren Schädel-Hirn-Traumen liegt darin, daß normalerweise geistige und körperliche Ausfälle bestehen, die parallel behandelt werden müssen.

Tabelle I. Ziel der neurotraumatologischen Rehabilitation.

I. Soziale Wiedereingliederung
   Selbständigkeit

II. Berufliche oder schulische Wiedereingliederung
    (Berufsfindung/Berufsförderung)

Tabelle II. Personelle Ausstattung.

Leitender Arzt = Neurotraumatologe

Krankengymnasten	Heilpädagogen
Ergotherapeuten	Sprachtherapeuten
Werkstatt und Arbeitstherapie	Klinikpsychologen
	Lehrkräfte
	(Sonder-, Grund-, Real-, Berufsschule)
	Sozialtherapeuten

neurologisch/psychiatrische Pflegekräfte

Tabelle III. Frührehabilitation mit beginnender Remission.

Bewußtlosigkeit über 5 Tage
Zeichen der Hirnstammschädigung

Voraussetzung:
Infektfrei
Abklingende vegetative Entgleisungen

Keine Kontraindikation:
Trachealkanüle
Magensonde
Blasenkatheter

Tabelle IV. Indikation zur Einleitung von rehabilitativen Maßnahmen im späteren Stadium nach Schädel-Hirn-Verletzungen.

2 Monate nach SHT:
1. Organisches Psychosyndrom
2. Lähmungen und Koordinationsstörungen
3. Vegetative und vasomotorische Dysregulation
4. Psychoreaktive Störungen
   (Depression, Agitiertheit)

Voraussetzung:
mobilisiert
kooperationsfähig

Hierdurch unterscheiden sich die Rehabilitationsmaßnahmen in personeller und organisatorischer Hinsicht wesentlich von denen isoliert organischer Erkrankungen.
Aus diesen Gründen kann die Behandlung fast nur stationär durchgeführt werden, da nur spezialisierte Kliniken in der Lage sind, die Betreuung durch die Vielzahl der notwendigen Berufsgruppen sicherzustellen. Es ist deswegen zu fordern, daß nach schweren Schädel-Hirn-Verletzungen eine Einweisung in ein spezielles neurologisches Rehabilitationszentrum erfolgt.
Über den Zeitpunkt der Verlegung entscheidet sowohl die medizinische Notwendigkeit als auch Kapazität und personelle Ausstattung der Einrichtung. Wünschenswert ist, die Verlegung so früh wie möglich durchzuführen, d. h. nach Abschluß der neurochirurgisch-neurologischen Akutbehandlung. Die Erfahrungen haben gezeigt, daß bei frühzeitigem Beginn und konsequenter Weiterbehandlung die Ergebnisse deutlich günstiger sind.
Voraussetzung ist jedoch, daß die entsprechende Einrichtung die notwendige personelle Ausstattung aufweist, wie sie in Tabelle II aufgeführt ist. Es ist heute nicht verantwortbar, Schädel-Hirn-verletzte Patienten in Einrichtungen zu verlegen, die nicht diesen Anforderungen entsprechen. Wichtig ist, daß ein allmählicher Übergang in ambulante Behandlung mit schrittweiser Eingliederung in die Schule oder den Beruf angestrebt wird. Der Behandlungszeitraum richtet sich naturgemäß nach der Schwere der Hirnverletzung, wird jedoch normalerweise mindestens vier bis sechs Monate, in vielen Fällen auch länger, betragen müssen.

Als Indikation zur Einleitung neurotraumatologischer Rehabilitationsmaßnahmen sind anzusehen:
a) Patienten mit länger andauernder Bewußtlosigkeit (über 5 Tage) sowie primäre Hirnstammalteration (Tabelle III). Hier hat die Verlegung möglichst mit Auftreten der ersten Reaktion auf äußere Reize zu erfolgen. Ausgeprägte vegetative Dysregulationen oder pulmonale Infekte sollten allerdings abgeklungen sein. Trachealkanüle, Magensonde oder Blasenkatheter sind kein Hindernis, eine Frührehabilitation einzuleiten. Statistische Untersuchungen haben gezeigt, daß bei einem solchen Vorgehen die Ergebnisse in bezug auf soziale oder berufliche Wiedereingliederung am günstigsten sind.
Da das Lebensalter eine bedeutende Rolle bei der Erholungsmöglichkeit darstellt, sollten frührehabilitative Maßnahmen in einem neurotraumatologischen Zentrum nur bei jüngeren Patienten eingeleitet werden. Abhängig vom Schweregrad der Verletzung stellt etwa das 45. bis 50. Lebensjahr eine Obergrenze dar. Ältere Patienten sollten zunächst unter Einbeziehung der Angehörigen im Heimatkrankenhaus mobilisiert werden. Mit Erreichen der Kommunikationsfähigkeit ist dann die Frage der Rehabilitationsmaßnahmen zu prüfen.

b) Patienten, die über zwei Monate nach dem Trauma noch psychische oder physische Auffälligkeiten aufweisen (Tabelle IV).

c) Eine weitere Gruppe sind Patienten, bei denen längere Zeit nach dem Unfall unfallbedingte Komplikationen, wie: Versagenszustände, Depressionen, Krampfanfälle und Verschlechterung von Lähmungen oder Koordinationsstörungen, auftreten (Tabelle V).

Tabelle V. Auch längere Zeit nach einer Schädel-Hirn-Verletzung kann eine Verschlechterung der neurologischen oder psychischen Symptomatik die Indikation zur Einleitung einer Rehabilitationsmaßnahme sein.

Über 1 Jahr nach SHT:
Versagenszustände
Depressionen
Verschlechterung von Lähmungen und Koordinationsstörungen

Tabelle VI. Nachuntersuchungen von Patienten mit Schädel-Hirn-Verletzung haben gezeigt, daß der Grad der sozialen Wiedereingliederung mit Einleitung und konsequenter Durchführung frührehabilitativer Maßnahmen wesentlich höher als ohne entsprechende Therapie ist.

Ergebnis:
SHT, Mittelhirnsyndrom, Bewußtlosigkeit >15 Tage

n = 120		n = 118	
ohne Therapie		mit Therapie	
8–30 J.	45%	90%	
30–45 J.	30%	70%	
über 50 J.	20%	40%	

Zusammenfassend ist zu sagen, daß auch die schwere Schädel-Hirn-Verletzung heute keine aussichtslose Situation darstellt (Tabelle VI). Es liegt in der Verantwortung des erstbehandelnden Arztes, ob durch Einleitung frührehabilitativer Maßnahmen und durch weiterführende Betreuung die entsprechenden Schritte zum Wohle des Patienten eingeleitet werden.

Literatur

Frohwein, R. und A.: Arbeitsfähigkeit und Abbausyndrome nach Hirntraumen mit langdauernder Bewußtlosigkeit. Mschr. Unfallheilk. *71:* 233–249 (1968).
Gerstenbrand, F.: Das traumatische apallische Syndrom (Springer, 1967).
Gobiet, W.: Intensivtherapie nach Schädel-Hirn-Trauma (Springer, Heidelberg 1983).
Jochheim: Rehabilitation I–III (Thieme, Stuttgart 1979).
Müller, E.: Das traumatische Mittelhirnsyndrom (Springer, Heidelberg 1982).

Langzeitergebnisse nach schweren Schädel-Hirn-Traumen

R. A. Frowein und K. E. Richard

Krankengut

Die Schwere einer Schädel-Hirn-Verletzung wird bestimmt von Art und Dauer der Hirnfunktionsstörung. Als schwere Schädel-Hirn-Verletzung sind diejenigen anzusehen, nach welchen die Verletzten am Unfalltag versterben oder die zu einer Bewußtlosigkeit von mehr als 24 Stunden Dauer führen.
In unserer Klinik wurden 1974 bis Juni 1983 1893 Schädel-Hirn-Verletzungen behandelt (Tabelle I).
Davon verstarben 441 am Unfalltag, 415 nach mehr als einem Tag, während 766 eine Bewußtlosigkeit von mehr als 24 Stunden aufwiesen.
Die globale Letalität bei Bewußtseinsstörung über 24 Stunden Dauer betrug

bei Verletzten in Bewußtseinstrübung		14%
bei Koma I	– Bewußtlosigkeit ohne zusätzliche neurologische Ausfälle	23%
bei Koma II	– Bewußtlosigkeit mit Paresen und/oder Anisokorie	50%
bei Koma III	– Bewußtlosigkeit mit Streckkrämpfen	55%
bei Koma IV	– Bewußtlosigkeit mit weiten Pupillen	100%

378 Verletzte *überlebten* ein Koma von mehr als 24 Stunden Dauer: Nur über diese Verletzten soll hier weiter berichtet werden.

Komadauer

Es wurde bereits früher gezeigt, daß die Dauer eines primären Komas, die überlebt wird, stark altersgebunden ist: in der Abbildung 1 sind alle Überlebenden entsprechend ihrem Alter, ihrem Komagrad und der Dauer der Bewußtlosigkeit eingetragen. Die 5%-Grenze der Überlebenschance beträgt in diesem Patientengut für 10- bis 20jährige Verletzte 16 Tage, für 20- bis 40jährige 15 Tage, für über 50jährige fünf bis acht Tage.
Diese 5%-Grenze wurde bei Überprüfung verschiedener Behandlungsabschnitte – 1974–1977 bzw. 1978–1983 – bestätigt (*Frowein* u. a. 1982, 1983).

Tabelle I. Schädel-Hirn-Verletzungen.

Syndrom		U'Tag ↑	†	24 Std. < ↑	†	S	% Let.
○ klar	1974–76	86	1				
	1977–79	43					
	1980–83	82	1				
	S	211	2				
◐ getrübt	1974–76	14		18	4	22	18
	1977–79	58	3	41	9	50	18
	1980–83	79	4	65	7	72	10
	S	151	7	124	20	144	14
● Koma I	1974–76	19	3	43	8	51	16
	1977–79	22	2	33	10	43	23
	1980–83	43	4	36	17	53	32
	S	84	9	112	35	147	23
● Koma II	1974–76	3	18	60	52	112	45
	1977–79	20	26	60	44	104	42
	1980–83	49	21	42	64	106	60
	S	72	65	162	160	322	50
● Koma III	1974–76	2	17	38	32	70	46
	1977–79	3	20	32	56	88	64
	1980–83	12	18	34	40	74	54
	S	17	55	104	128	232	55
● Koma IV	1974–76		76		15	15	
	1977–79		60		24	24	
	1980–83		83		26	26	
	S		219		65	65	100
Koma I–III	1974–83	173	129	378	323	701	
Koma I–IV		173	348	378	388	766	
Hirntod			84		7	7	
S		535	441	502	415	917	1893

Arbeitsfähigkeit/Dauer der Bewußtlosigkeit

Zur Beurteilung der Spätergebnisse konnten 169 Verläufe von mehr als einem Jahr Dauer ausgewertet werden, d.i. 44% der Überlebenden. Bei den Nachuntersuchungen und durch Fragebogen wurden kaum spektakuläre, sondern überwiegend unkomplizierte Verläufe erfaßt.
Die Verletzten mit einer Bewußtlosigkeit von mehr als 24 Stunden Dauer erreichten eine Arbeitsfähigkeit von sehr unterschiedlichem Grad (Abbildung 2).

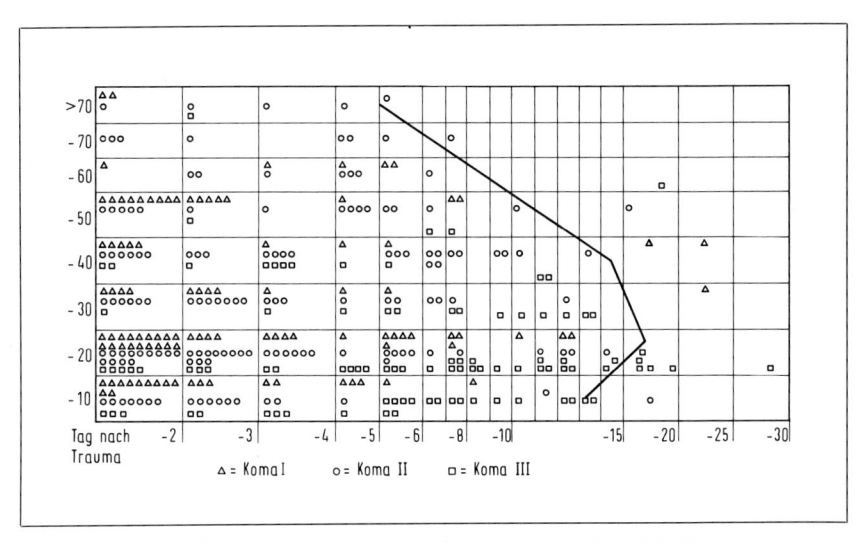

Abbildung 1. 378 Überlebende (Koma I–III) über 24 Stunden: 5%-Grenze.

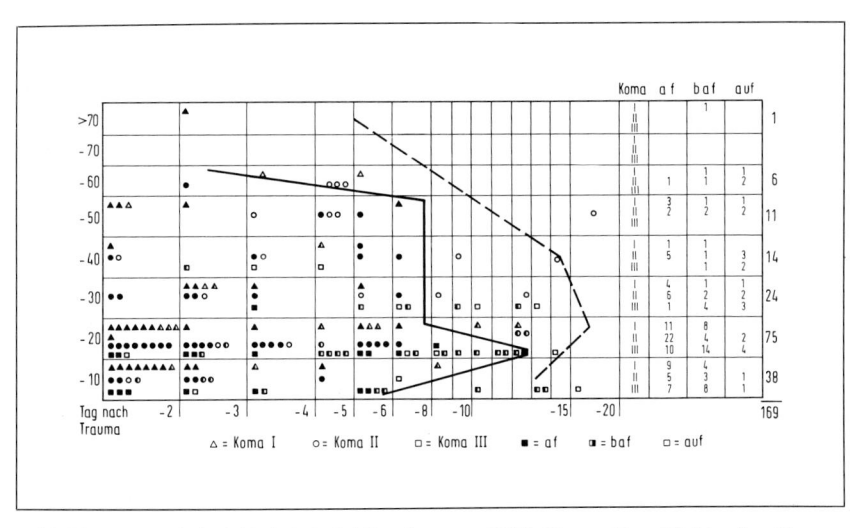

Abbildung 2. Arbeitsfähigkeit bei 169 schweren SHT, Koma über 24 Stunden Dauer. (af = vollarbeitsfähig, baf = beschränkt arbeitsfähig, auf = arbeitsunfähig).

112

Zieht man eine Linie, die in den einzelnen Altersgruppen diejenigen Patienten verbindet, welche bei der längsten Dauer der Bewußtlosigkeit noch *volle* Arbeitsfähigkeit erreichten, so erhält man eine Kurve, die als *Grenzlinie vollständiger Erholung* bezeichnet werden kann. Sie verläuft, je nach Alter, zwischen drei bis acht bis 13 Tagen, bei Kindern bei sechs Tagen. Die Kurve liegt fünf bis zehn Tage unterhalb der 5%-Überlebensgrenze. Die Dauer der Bewußtlosigkeit, die noch eine vollständige Erholung erlaubt, ist also, ebenso wie die Überlebenschance, altersgebunden begrenzt (*Frowein* u.a. 1976, 1982). Verletzte mit längerem Koma wurden nur beschränkt oder nicht mehr arbeitsfähig.

Für die einzelnen Altersstufen und die Komagrade I–III sind die Zahlen der Verletzten mit voller, beschränkter bzw. fehlender Arbeitsfähigkeit zusammengestellt worden. Infolge der geringen Fallzahl in den mittleren und oberen Altersklassen ist ein prozentualer Vergleich schwierig: trotzdem läßt sich erkennen, daß die Häufigkeit voller Arbeitsfähigkeit mit zunehmendem Alter abnimmt.

Arbeitsfähigkeit/Komagrad

Dabei ist noch der Komagrad zu berücksichtigen:
Bei den 18 katamnestisch erfaßten Verletzten, die älter als 40 Jahre waren, war initial keiner in Koma III; unter den 20- bis 40jährigen bestand in elf von 39 Fällen = 28% Koma III, während bei den unter 20jährigen in 44 von 112 Fällen = 37% Koma III beobachtet wurde; davon wurden 17 Verletzte wieder voll arbeitsfähig, aber nur dann, wenn das primäre Koma nicht länger als 13 Tage andauerte.

Intrakranieller Druck

Auf die Bedeutung des *intrakraniellen Druckes* für diese Verläufe haben hier schon *Bock, Nau, Pohlen* und *Gobiet* hingewiesen.
Aus den Untersuchungen unseres Arbeitskreises – *Richard* 1978, 1980, 1982 – ergab sich, daß bei Koma III eine vollständige Erholung nur dann erreicht wurde, wenn während der akuten Phase der Ventrikelliquordruck nicht längere Zeit höher als 20 mmHg, der Epiduraldruck nicht über 40 mmHg angestiegen war. In allen anderen Fällen trat Defektheilung ein.
Bei einem 9jährigen Mädchen (Sch., D., 71/81) wurden in Koma III am 2. und 3. Tag Ventrikeldrücke bis 80 mmHg registriert. Die nur kurzfristig für ein bis zwei Stunden wirkende Sorbit-Therapie mußte am Ende der ersten Woche wegen Serum-Hyperosmolarität abgebrochen werden.

Erst in der 2. Woche war eine zunehmend drucksenkende Wirkung der Beatmung festzustellen. Am 10. Tag setzte Abfluß von Liquor über die angelegte äußere Drainage ein. In der 3. Woche ging das Koma in einen Stupor über, der zwei Monate anhielt. Jetzt, zwei Jahre nach dem Trauma, ist das Kind gehfähig, aber im Sonderunterricht nur beschränkt lernfähig. Daraus werden die aktuellen Grenzen der Behandlung deutlich.

Komaverläufe

Von 55 Verletzten mit Koma III über 24 Stunden Dauer – alle, wie schon gesagt, bis höchstens 40 Jahre alt – liegen die weiteren Verläufe über ein bis fünf Jahre vor: 18 = 33% wurden voll arbeitsfähig, 27 beschränkt arbeitsfähig, zehn blieben arbeitsunfähig. Besserungen traten ganz überwiegend während des ersten Jahres nach dem Trauma ein, während spätere weitere Besserungen nur selten berichtet wurden. Auch spätere Verschlechterungen waren selten (Abbildung 3).
Gründe für beschränkte Arbeitsfähigkeit bzw. Arbeitsunfähigkeit waren hauptsächlich Paresen, Anfälle, Psychosyndrome, Sehstörungen (auf die Darstellung der Verläufe bei Koma I und II wird hier verzichtet).
Auch *Lange-Cosack* und *Tepfer* (Berlin, 1973) sowie *Lasogga, Markus* und *Schmid* (Gailingen, 1980) haben gezeigt, daß eine enge Korrelation zwischen

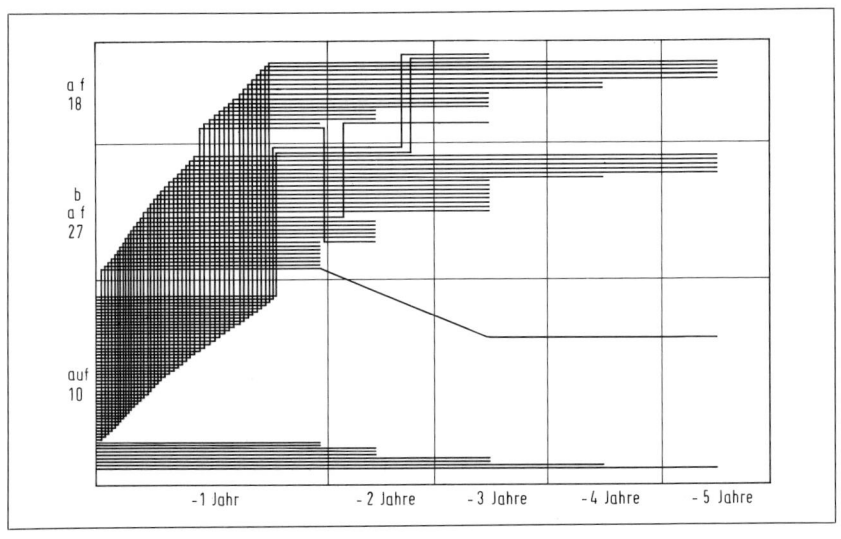

Abbildung 3. 55 Überlebende (Koma III) – Arbeitsfähigkeit.

der Dauer der initialen Bewußtlosigkeit und dem Schul- und Berufs-Eingliederungsergebnis besteht. Bei *Schmid* (1983) kommt dies bei 178 Patienten des Jugendwerkes Gailingen in quantitativer Hinsicht erst zur Geltung, wenn die initiale Bewußtlosigkeit länger als drei Wochen (!) dauert, indem der Anteil der Schul- und Erwerbsfähigkeit, der dort sehr hoch ist, von 94 auf 88 und 77% sank (Tabelle II).

Tabelle II.

Komadauer	n	Eingliederungsquote Schule/Beruf (%)
– 1 Tag	16	94
2–14 Tage	68	96
15–21 Tage	31	94
22–28 Tage	17	88
28< Tage	35	77
apallisches Syndrom	11	55
	178	

Schmid, B. (Gailingen 1980)

Tabelle III. Berufliche Situation bei 51 schweren Schädel-Hirn-Traumen.

Bisherige Tätigkeit	– aufgestiegen	1
	– unverändert	20
	– abgestiegen	14
Neue Tätigkeit	– aufgestiegen	2
	– unverändert	3
	– abgestiegen	2
Arbeitslosigkeit		4
Arbeitsunfähigkeit		5

Lücking et al. (München, 1980).

In unserem Krankengut gab es, wie vorausgehend gezeigt, nach 3wöchiger Bewußtlosigkeit keine volle Arbeits- und Schulfähigkeit mehr. Grund dafür ist einerseits ein Unterschied in der Zusammensetzung des Krankengutes zwischen Akut- bzw. Rehabilitationsklinik, andererseits eine unterschiedlich straffe Definition des Endes der Bewußtlosigkeit, die wir entsprechend der Oxford-Brüsseler Definition immer beim ersten Augenöffnen ansetzen (*Frowein* bzw. *Brihaye*). Aber auch *Schmid* fand, daß schon nach zwei Wochen Komadauer das Berufseingliederungsniveau absank.

Über die Langzeitbeobachtung nach der aufopferungsvollen Behandlung des apallischen Syndroms haben *Gerstenbrand* et al. 1980 berichtet: von 441 Patienten wurden 173 = 39% resozialisiert.
Aus der Anästhesieabteilung der TU München untersuchten *Luecking* et al. die berufliche Situation von 51 Verletzten ein Jahr und später nach schwerem SHT: 26, d. i. die Hälfte der Verletzten, waren in ihrer bisherigen oder neuen Tätigkeit aufgestiegen oder unverändert, also voll arbeitsfähig, während die restlichen 25 abgestiegen, arbeitslos oder arbeitsunfähig gefunden wurden (Tabelle III).
Aus dieser relativ günstigen Statistik wird die Berechtigung für die sehr personal- und kostenintensive Intensivtherapie abgeleitet.
Es liegen nun Hinweise vor, daß man die Spätergebnisse noch differenzierter sehen, nämlich auch Konjunktur und Lebensalter berücksichtigen muß:
Frau *Pampus,* Rehabilitationsklinik Köln (1980), hat eindrucksvoll auf den Einfluß der Arbeitsmarktlage auf den Zusammenhang zwischen Berufstätigkeit und MdE hingewiesen. Sie verglich Verletzte aus den Jahren 1970–1972 mit denjenigen im Jahre 1979. Dabei hatte die Zahl der Hirnverletzten, die bei gleicher MdE von 40% die frühere Tätigkeit oder eine gleichwertige ausübten, anteilmäßig stark abgenommen, während diejenigen, die eine leichte oder einfachere Arbeit verrichteten bzw. ohne Tätigkeit waren, zugenommen haben.

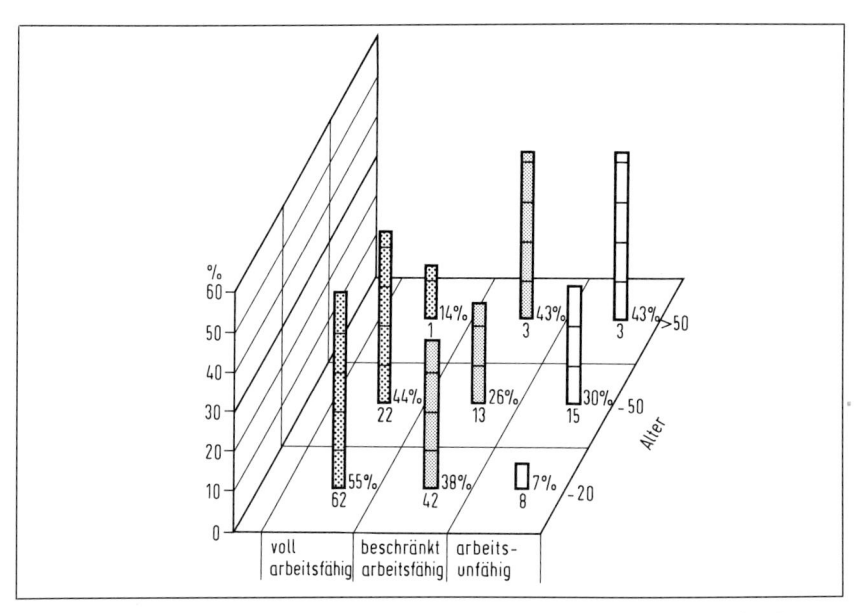

Abbildung 4. Arbeitsfähigkeit bei 169 schweren SHT, Koma über 24 Stunden Dauer.

Arbeitsfähigkeit/Alter

Sieht man von den Komagraden ab und berücksichtigt nochmals das Lebensalter, so ergibt sich folgendes zusammenfassendes Ergebnis unserer 169 Verletzten mit einem Koma über 24 Stunden Dauer (Abbildung 4):

> unter 112 Kindern und Jugendlichen bis 20 Jahre wurden
> 55% arbeitsfähig (af), 38% beschränkt arbeitsfähig (baf), 7% arbeitsunfähig (auf);
> unter 50 Verletzten im Alter zwischen 21 bis 50 Jahren wurden 44% af, 26% baf, 30% auf,
> während von den sieben über 50jährigen nur
> 1 af, 3 baf, 3 auf
> geworden sind.

Zusammenfassung

Die Analyse von 378 Verletzten, die ein Koma von mehr als 24 Stunden überlebt haben, zeigt, daß Art und Dauer des Komas sowie das Lebensalter gut begründete Anhaltspunkte dafür geben, bei welchen Syndromen und in welchem Alter die optimale Intensivtherapie der Akutphase voll ausgeschöpft werden muß bzw. wann sie nach genauer individueller Abwägung beendet werden sollte.

Literatur

1 Brihaye, J.; Frowein, R. A.; Lindgren, S.; Loew, F. and Stroobandt, G.: Report on the meeting of the W.F.N.S. Neuro-Traumatology Committee, Brussels 19.–23. Sept. 1976. I. Coma Scaling. Acta Neurochir. *40:* 181–186 (1978).
2 Frowein, R. A.: Classification of Coma. Acta Neurochir. *34:* 5–10 (1976).
3 Frowein, R. A.; Schiltz, F.; Firsching, R. und Stammler, U.: Verlaufskontrolle und Prognose beim prolongierten Koma. In: Bushe und Weis, Schädel-Hirn-Trauma. Bibliomed MMM *54:* 103–109 (1982).
4 Frowein, R. A.: Age and duration of coma as factors in the prognosis of head injuries with longlasting coma. Adv. Neurotraumatol. 189–191 (Excerpta Medica, Amsterdam/Oxford/Princeton 1983).
5 Gerstenbrand, F.; Hackl, J. M.; Rumpl, E. und Prugger: Langzeitbeobachtungen beim traumatischen apallischen Syndrom. In: Goetz und Rauschelbach, Arbeit und Gesundheit *94:* 55–60 (Thieme, Stuttgart 1980).
6 Lange-Cosack, H. und Tepfer, G.: Das Hirntrauma im Kindes- und Jugendalter (Springer, Berlin 1973).
7 Lasogga, R.; Markus, E. und Schmid, B.: Katamnestische Untersuchung zur beruflichen Wiedereingliederung Jugendlicher nach schwerem Schädel-Hirn-Trauma. In: Goetz und Rauschelbach, Arbeit und Gesundheit *94:* 109–117 (Thieme, Stuttgart 1980).

8 Lücking, C. H.; Perwein, J.; Janssen, D.; Jelen, S. und Tempel, G.: Soziale Prognosen nach schwerem Schädel-Hirn-Trauma. In: Goetz und Rauschelbach, Arbeit und Gesundheit *94:* 78–82 (Thieme, Stuttgart 1980).
9 Pampus, I.: Aussichten der beruflichen Wiedereingliederung schwer Schädel-Hirn-Verletzter. In: Goetz und Rauschelbach, Arbeit und Gesundheit *94:* 83–88 (1980).
10 Richard, K. E. and Frowein, R. A.: Relationship between intracranial pressure disturbances of brain function and prognosis. Neurosurg. Rev. *1/2:* 25–36 (1978).
11 Richard, K. E. und Frowein, R. A.: Probleme der intrakraniellen Druckmessung in Therapie und Prognose schwerer Schädel-Hirn-Traumen. 18. Tgg. Dt. Ges. Hirntraumatologie Klin. Hirnpathologie 1979, S. 34–38 (Thieme, Stuttgart 1980).
12 Richard, K. E. and Frowein, R. A.: The value of the ICP-Monitoring in the treatment of traumatic bilaterally or medially situated intracerebral contusional hemorrhages. In: Ishii, Nagai and Brode, Intracranial Pressure (Springer, Berlin 1983).
13 Schmid, B.: Berufliches Leistungsvermögen und gegenwärtige Berufschancen Jugendlicher nach schwerem Schädelhirntrauma. Nervenarzt (im Druck).

Ergebnisse nach schweren Schädel-Hirn-Traumen im Kindes- und Jugendalter

H. Wiedemayer

Untersucht wurden 78 junge Patienten im Alter bis zu 16 Jahren, die von 1976 bis 1979 wegen eines schweren Schädel-Hirn-Traumas in unserer Klinik behandelt wurden. Aufgenommen in die Untersuchung wurden nur Patienten, die infolge der Hirnverletzung länger als 24 Stunden bewußtlos waren oder die Verletzung wenigstens 24 Stunden überlebten. Zugrunde gelegt wurde eine enge Definition der Bewußtlosigkeit (2), die die verschiedenen Durchgangssyndrome – wie apallische oder akinetisch-mutistische Bilder – nicht einschließt.

Abbildung 1 zeigt die Altersverteilung der Patienten und den Anteil der verstorbenen Patienten in jeder Altersgruppe. Insgesamt handelt es sich um 78 Patienten, 52 männliche, 26 weibliche. 68 Patienten kamen bei Verkehrs-

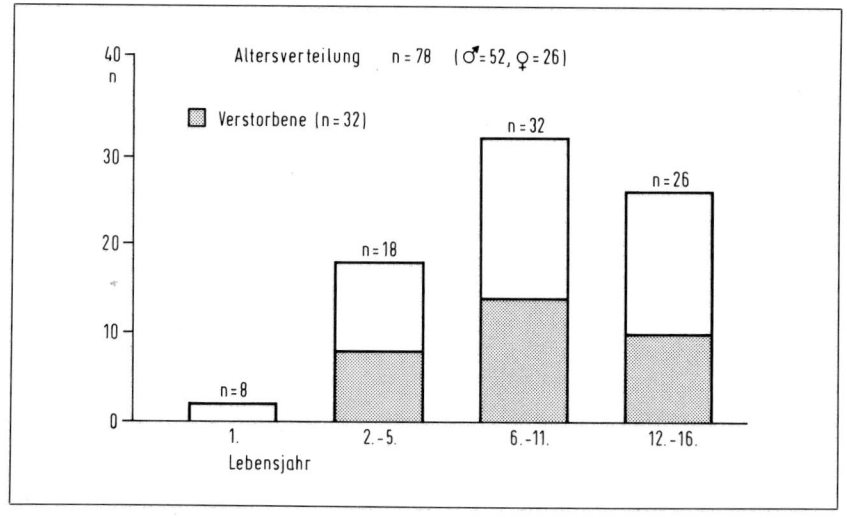

Abbildung 1.

unfällen zu Schaden – hierbei handelt es sich somit um die bei weitem häufigste Unfallursache. Stürze aus größerer Höhe erlitten sechs Patienten, sonstige Unfälle vier Patienten. Von den 78 Patienten erlitten zehn offene Hirnverletzungen.

Abbildung 2 gibt einen Überblick über den Verlauf. 32 der 78 Patienten überlebten die Schädel-Hirn-Verletzung nicht; das entspricht einem Anteil von etwa 40%. Ein beachtlicher Anteil der Patienten verstarb innerhalb der ersten 48 Stunden nach dem Unfall, 46 Verletzte konnten den Unfall überleben, davon waren 22 Patienten länger als sieben Tage bewußtlos.

Von den 46 überlebenden Patienten konnten 33 nachuntersucht werden. Im Durchschnitt betrug die Zeit zwischen Nachuntersuchung und Unfall 48 Monate; die kürzeste Zeitspanne betrug 14 Monate, die längste 86 Monate.

Die Patienten wurden aufgrund der Untersuchungsbefunde, die ausschließlich auf Nachuntersuchungen in unserer Klinik basieren, in drei Gruppen eingeteilt (Tabelle I).

Bei der Gruppe I handelt es sich um Kinder, bei denen die Verletzung keine wesentlichen Folgen hinterließ, hierher gehörten sieben Patienten.

Gruppe II umfaßt 17 Patienten mit mäßigen subjektiven Beschwerden oder leichten neurologischen Befundabweichungen, die aber im täglichen Leben und in der Schul- oder Berufsausübung keine wesentliche Behinderung darstellten.

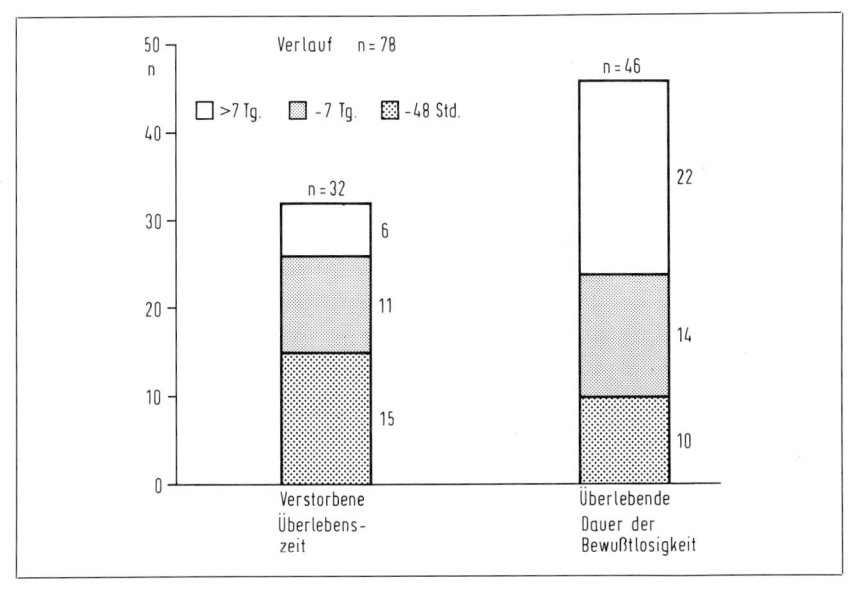

Abbildung 2.

Zur Gruppe III mit erheblichen neurologischen Residuen und deutlichen Einschränkungen der Schul- oder Arbeitsfähigkeit gehörten neun Patienten. Schlechter als in Gruppe III – z. B. als pflegebedürftig oder als vollständig schul- bzw. arbeitsunfähig – war keiner der untersuchten Patienten einzustufen.

In Tabelle II wurden einige Untersuchungsbefunde hinsichtlich ihrer möglichen prognostischen Bedeutung zusammengestellt.

Die Befunde der neurologischen Erstuntersuchung der Patienten erlaubt danach keine sicheren Rückschlüsse auf den weiteren Verlauf. Auch gravierende Befunde einer Hirnstammschädigung, wie initiale Streckmechanismen, sind durchaus mit einer späteren zufriedenstellenden Erholung zu vereinbaren. 13 Patienten boten bei der Erstuntersuchung beidseitig weite lichtstarre Pupillen, zeigten jedoch anhand der übrigen Befunde oder nach Durchführung einer massiven antiödematösen Therapie noch zerebrale Restfunktio-

Tabelle I. Patientengruppen; Nachuntersuchte Patienten (n = 33).

Gruppe I (n = 7)	Weitgehend beschwerdefrei; Neurostatus o. B.; normaler Schulbesuch; uneingeschränkte Berufsausübung oder -ausbildung
Gruppe II (n = 17)	Mäßige subjektive Beschwerden; leichte Normabweichungen im neurologischen Befund; leichte Beeinträchtigung der Schulleistungen oder der Berufsausübung
Gruppe III (n = 9)	Erhebliche neurologische Ausfälle mit deutlicher Behinderung, noch weitgehend selbständige Versorgung im alltäglichen Leben; Schulbesuch oder Berufsausübung möglich, aber erheblich eingeschränkt

Tabelle II. Befunde I: neurologischer Initialbefund.

	Weite, lichtstarre Pupillen	Anisokorie	Sonstige Hirnnerven	Babinski	Hemiparese	Streckmechanismen
Verstorbene (n = 32)	13	12	1	12	5	15
Überlebende (n = 46)	–	17	9	24	17	18
♦ Gruppe I (n = 7)	–	2	3	3	2	1
♦ Gruppe II (n = 17)	–	8	–	10	8	6
♦ Gruppe III (n = 9)	–	5	2	6	3	6

Tabelle III. Befunde II; Hirndruckmessung – CT-Befunde.

	Insgesamt		Insgesamt	Raumfordernde Hämatome	Kontusionsblutungen		Nur lokalisiertes Ödem	Generalisiertes Ödem
					1 Region	>1 Region		
Verstorbene (n = 32)	16	13	14	3	5	6	2	6
Überlebende (n = 46)	23	6	30	2	7	10	5	8
◆ Gruppe I (n = 7)	2	1	4	–	1	–	–	–
◆ Gruppe II (n = 17)	6	2	13	2	3	2	2	2
◆ Gruppe III (n = 9)	6	2	8	–	1	2	2	2

nen, die den bereits eingetretenen Hirntod ausschlossen. Keiner dieser Patienten mit initial weiten lichtstarren Pupillen überlebte die Schädel-Hirn-Verletzung.

Auch die zusammengestellten computertomographischen Befunde (Tabelle III) erlauben – soweit dies bei der geringen Fallzahl überhaupt zu beurteilen ist – keine prognostischen Aussagen. Das Bild des massiven generalisierten Hirnödems mit weitgehender Kompression des Ventrikelsystems und Verlegung der basalen Zisternen war auch bei Patienten der Gruppe II, die im weiteren eine zufriedenstellende Erholung zeigten, anzutreffen. Entsprechendes gilt für die durch epidurale Druckmessung ermittelten Hirndrucksteigerungen, die ebenfalls bei Patienten mit später guter oder zufriedenstellender Erholung registriert wurden.

In Abbildung 3 ist die Dauer der Bewußtlosigkeit der einzelnen Patienten aus den Gruppen I bis III dargestellt. Bis auf eine Ausnahme erreichten alle Verletzten, die weniger als acht Tage bewußtlos blieben, ein gutes oder zufriedenstellendes Behandlungsergebnis und waren in die Gruppen I oder II einzustufen. Bei längerdauernder Bewußtlosigkeit muß bei einem größeren Anteil der Patienten mit dem Zurückbleiben von erheblichen Defekten gerechnet werden (entsprechend Gruppe III); immerhin können aber auch diese Verletzungen ohne schwere Beeinträchtigung überstanden werden. Die längste Bewußtlosigkeit mit einem befriedigenden Erholungsergebnis (Gruppe II) betrug 22 Tage. Dieses Mädchen erlitt mit zehn Jahren eine gedeckte Schädel-Hirn-Verletzung und wurde zuletzt 5½ Jahre nach dem Unfall hier nachuntersucht. Im Befund zeigte sich nur eine geringfügige Störung der Feinmotorik der linken Hand, subjektiv wurde über Konzentrationsschwierigkeiten beim Lernen geklagt. Die Patientin hatte durch den Unfall eine Schulklasse versäumt, inzwischen die Hauptschule abgeschlossen und den

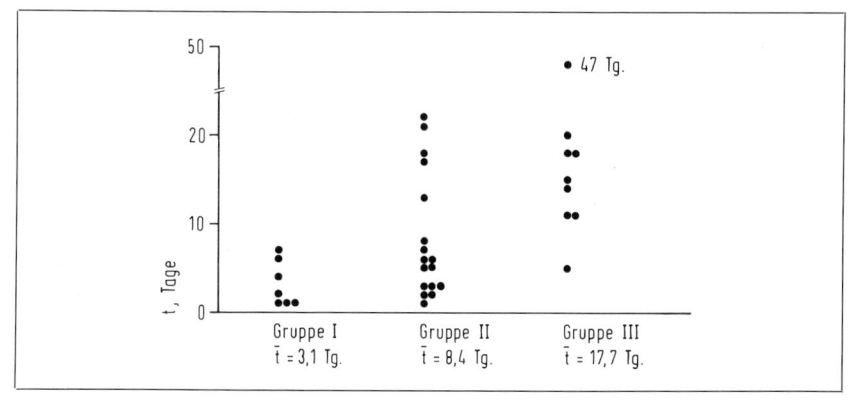

Abbildung 3. Dauer der Bewußtlosigkeit; nachuntersuchte Patienten (n = 33).

Besuch einer Fachoberschulklasse mit durchschnittlichen Leistungen aufgenommen, was wohl auch dem prätraumatischen Leistungsniveau entsprach. Zusammenfassend möchten wir sagen, daß schwere Schädel-Hirn-Verletzungen auch im Kindesalter mit einer erschreckend hohen Letalität – im hier untersuchten Krankengut um 40% – verbunden sind. Auf der anderen Seite sind bei jungen Patienten mit solchen Verletzungen auch nach längerdauernder Bewußtlosigkeit – hier bis zu drei Wochen – erfreulich gute Behandlungsergebnisse zu erzielen, die den Einsatz aller zur Verfügung stehenden therapeutischen Möglichkeiten und besonders auch aller pflegerischer Leistungen rechtfertigen.

Literatur

1 Brink, J. D.; Imbus, C. and Woo-Sam, J.: J. Pediat. *97:* 721 (1980).
2 Frowein, R. A.; Auf der Haar, K.; Terhaag, D.; Kinzel, W. und Wieck, H. H.: Mschr. Unfallheilk. *71:* 233 (1968).
3 Gennarelli, T. A. et al.: J. Neurosurg. *56:* 26 (1982).
4 Lange-Cosack, H. und Tepfer, G.: Das Hirntrauma im Kindes- und Jugendalter (Springer, Berlin/Heidelberg/New York 1973).
5 Laux, W. und Bues, E.: Med. Klin. *51:* 2273 (1960).
6 Laux, W. und Bues, E.: Med. Klin. *52:* 2309 (1960).
7 Pia, H. W.: Münch. med. Wschr. *108:* 760 (1966).
8 Scarella, G. und Fields, W. S.: Acta Neurochir. *10:* 134 (1962).
9 Tönnis, W.; Frowein, R. A.; Euler, K. H.; Krenkel, W. und Grün, M.: Langenbecks Arch. klin. Chir. *304:* 563 (1963).

Kinder- und jugendpsychiatrische Aspekte des Schädel-Hirn-Traumas

Ch. Eggers und H.-Th. Jansen

Herrn Prof. Dr. W. Grote zum 60. Geburtstag gewidmet

Einleitung

Unfälle stellen im Kindes- und Jugendalter die häufigste Todesursache dar. Allein in NRW verunglücken jährlich knapp 20000 Kinder unter 15 Jahren im Straßenverkehr, davon 1,5 bis 2% tödlich (Landesbericht des Ministeriums für Arbeit, Gesundheit und Soziales des Landes NRW). Die Zahl der schweren Verletzungen liegt in NRW zwischen 35 und 40%, die der leichten bei 60 bis 65%. Bei ¾ der Verkehrsunfälle im Kindesalter ist das ZNS mitbetroffen. Mit Spätfolgen ist nach schweren und mittelschweren Schädel-Hirn-Traumen zu rechnen. Der Kinder- und Jugendpsychiater hat sich in bezug auf das Schädel-Hirn-Trauma (SHT) vor allem mit diagnostischen und therapeutischen Aspekten der Folgezustände zu befassen. Darüber hinaus hat er sich im Rahmen von Versicherungs-, seltener von forensischen Gutachten mit Zusammenhangsfragen zwischen Trauma und neuropsychiatrischen Auffälligkeiten beim Kind auseinanderzusetzen.

Kinder- und jugendpsychiatrische Diagnostik

Zur Diagnostik gehört in erster Linie eine genaue Anamneseerhebung, die sich nicht nur auf das Unfallgeschehen und seine Folgen beschränken darf, sondern auf alle Aspekte der Kindheitsgeschichte und insbesondere auch die Art der Eltern-Kind-Beziehungen vor und nach dem Unfall einzubeziehen hat. Die sorgfältige klinisch-neuropsychiatrische Untersuchung ist durch spezielle neuropsychologische und linguistische Tests zu ergänzen. Dabei sind u. a. die in Tabelle I aufgeführten psychometrischen Testverfahren zu empfehlen.
Um eine exakte gutachterliche Stellungnahme abgeben und adäquate Behandlungsmethoden empfehlen zu können, kann eine längerdauernde Verhaltensbeobachtung des Kindes und vor allem eine differenziertere Beurteilung der Eltern-Kind-Interaktion, als dies im Rahmen einer einmaligen

ambulanten Untersuchung möglich ist, notwendig sein. Dies zeigt die im folgenden kurz skizzierte Fallgeschichte.

Tabelle I. Psychometrische Untersuchungen beim SHT im Kindes- und Jugendalter.

1. *Intelligenz*
   HAWIE, HAWIK-R, WIPKI
   Sprachfrei und kulturunabhängig:
   FRT, CFT, CPM

2. *Konzentrationsleistung*
   KVT, KLT, d 2

3. *Hirnorganische Teilleistungsstörungen*
   GFT, Benton-Test, DCS,
   Visual-Motor-Gestalt-Test

4. *Aphasische Störungen*
   Token-Test, Bilderbennen, HSET

5. *Persönlichkeit*
   FPI, KAT, EWL, HANES, AFS, TAT

HAWIE	=	Hamburg-Wechsler-Intelligenztest für Erwachsene
HAWIK-R	=	Hamburg-Wechsler-Intelligenztest für Kinder (revidierte Fassung)
WIPKI	=	Wechsler-Intelligenz-Test für psychiatrisch kranke Kinder
FRT	=	Figure-Reasoning-Test
CFT	=	Culture-Fair-Intelligence-Test
CPM	=	Coloured Progressive Matrices
KVT	=	Konzentrations-Verlaufs-Test
KLT	=	Konzentrations-Leistungs-Test
d 2	=	Aufmerksamkeits-Belastungs-Test
GFT	=	Göttinger Form-Reproduktions-Test
DCS	=	Diagnostikum für Zerebralschädigung
HSET	=	Heidelberger Satz-Ergänzungs-Test
FPI	=	Freiburger Persönlichkeitsinventar
KAT	=	Kinder-Angst-Test
EWL	=	Eigenschaftswörter-Liste
HANES	=	Hamburger Neurotizismus und Extraversionsskala für Kinder und Jugendliche
AFS	=	Angst-Fragebogen für Schüler
TAT	=	Thematic-Apperception-Test

Der bis zum Unfall unauffällig entwickelte Junge war im Alter von 2½ Jahren von einem Pkw angefahren worden und hatte ein schweres gedecktes Schädel-Hirn-Trauma mit akutem Subduralhämatom rechts temporal erlitten. Nach der neurochirurgischen Akutversorgung mit Exstirpation des Subduralhämatoms war der Junge noch über eine Woche lang tief bewußtlos, reagierte dann langsam auf Schmerzreize und öffnete später wieder spontan die Augen. Am 5. posttraumatischen Tag konnte die maschinelle Beatmung beendet werden. Es entwickelte sich als Komplikation ein Hydrocephalus internus, der eine Shunt-Operation notwendig machte.

Der Junge wurde uns im Alter von 5½ Jahren, also drei Jahre nach dem Unfall, vorgestellt, weil immer wieder zu Hause oder im Kindergarten Zustände mit plötzlicher Nackensteifheit und Fieber aufgetreten waren, für die neurochirurgischerseits keine Erklärung gefunden werden konnte, wobei ein Zusammenhang mit einem computertomographisch wiederholt nachweisbaren Schlitzventrikelsyndrom diskutiert worden ist. Der Junge hatte sich nach dem Schädel-Hirn-Trauma wieder gut erholt. Sowohl in psychischer als auch in lebenspraktischer Hinsicht mußte die Mutter mit der »Erziehung wieder von vorn beginnen«. Der Junge war anfänglich sehr verwöhnt worden. Die Kopfschmerzen mit Nackensteifheit und Fieber traten nur im Kindergarten und zuhause, und zwar im Zusammenhang mit Versagenssituationen und Auseinandersetzungen mit anderen auf. Der Junge verlangte dann nach Ruhe, legte sich hin, wollte allein in einem Raum sein, wollte nicht angesprochen werden und reagierte aggressiv auf jeden, der ihn anzusprechen versuchte. Die Mutter mußte den Jungen deshalb einige Male vom Kindergarten abholen. Die Zustände standen in einem zeitlichen Zusammenhang mit der Tatsache, daß die Mutter sich nicht mehr soviel mit dem Jungen beschäftigen konnte, da sie sich vermehrt um seinen zehn Monate alten Bruder kümmern mußte.

Bei der ambulanten Untersuchung konnte der geistig-seelische Entwicklungsstand des Jungen testmäßig nicht objektiviert werden, da er auf die Anforderungen des Tests zunehmend unwillig reagierte und schließlich die Mitarbeit völlig verweigerte. Es entstand jedoch der Eindruck eines geistigen Entwicklungsrückstandes sowie einer erheblichen sprachlichen Retardierung. Neurologisch war kein pathologischer Befund zu erheben. Bei der stationären Beobachtung, die sich über einen Zeitraum von 2½ Wochen erstreckte, erreichte der Junge im farbigen Matrizentest von *Raven* einen IQ von 101; das kombinatorische regelerkennende Denken erwies sich als normgerecht, Unsicherheiten bestanden in der ganzheitlichen Wahrnehmung komplexer Muster. Im Göttinger Form-Reproduktions-Test (GFT) erreichte er einen Fehlerprozentrang von 95 in der Gruppe der eindeutig zerebral-geschädigten Altersgenossen; d.h. 95% der Vergleichsstichprobe mit einer eindeutigen Hirnschädigung erreichten ein besseres Ergebnis. Formenwahrnehmung und grafomotorische Fähigkeiten waren beeinträchtigt. Im Körperkoordinationstest zeigten sich Störungen der Gesamtkörperkoordination und der visuomotorischen Koordination. Auch im Entwicklungstest der visuellen Wahrnehmung nach *Frostig* (FEW) ergaben sich unterdurchschnittliche Wahrnehmungsleistungen, insbesondere eine gestörte Erfassung räumlicher Beziehungen und eine mangelhafte Figur-Grund-Differenzierung. Nach dem Ergebnis des Peabody-Picture-Vocabulary-Tests (PVT) waren die verbalen Intelligenzleistungen des Kindes eher überdurchschnittlich. Auch nach den stationären Beobachtungen war das Sprachverhalten des Kindes altersgerecht. Sprachentwicklungsstörungen, die eine gezielte logopädische Therapie indizierten, wurden nicht festgestellt: der Umgang mit Adjektiven, Verben, Präpositionen war richtig, die Gedächtnisleistungen waren altersgemäß. Zusammenhänge aus Bildergeschichten konnten durch grammatikalisch richtige 4- bis 6-Wort-Sätze wiedergegeben werden; der Junge zeigte allerdings wenig spontanes Sprachverhalten. Auffallend war, daß der Junge mit seiner Mutter in einer verwaschenen, undeutlichen und einsilbigen Sprache sprach: »häufig im Befehlston«!

Das Sprachverhalten der Mutter gegenüber verweist bereits auf eine Mutter-Kind-Interaktionsstörung. Die Mutter neigte während der Besuchskontakte dazu, »dem Jungen jeden Wunsch von den Augen abzulesen«. Die Mutter drückte hier ihre ständige Sorge aus, daß sich das Kind erneut am Kopf verletzen könnte. Der Junge ließ sich anfänglich bei alltäglichen lebenspraktischen Verrichtungen (An- und Auskleiden, Körperpflege, Essen) gern helfen, indem er sich selbst als hilflos hinstellte. Er reagierte zunächst bockig, wenn er zu selbständigem Handeln aufgefordert wurde, war schließlich aber doch in der Lage, viele Dinge selbst zu besorgen. Zunächst verhielt er sich auch prinzenhaft und verwöhnt, wurde dann jedoch zusehends freundlich, offen und kooperativ. Er konnte sich hier ausdauernd beschäftigen, er bastelte gern, sein Spiel war kreativ. In Leistungssituationen neigte er zu vorschnellem Aufgeben. Seine Beschwerden wie Nackensteife, Kopfschmerzen und vermehrtes Ruhebedürfnis führte er darauf zurück, daß seine Mutter sich nicht mehr mit ihm beschäftigte, »da sie dauernd putzt«. Als seine größte Sorge bezeichnete er, »daß das Loch in meinem Kopf bald zuwächst, damit ich bald wieder richtig spielen kann«. Die Mutter äußerte parallel dazu ihre Sorge, daß ihr Sohn geistig behindert sei.

Die Kasuistik dieses Jungen ist aus mehreren Gründen interessant und eindrucksvoll. Der Junge hat 2½jährig ein schweres gedecktes SHT erlitten mit einer über einwöchigen Bewußtlosigkeit, einem subduralen Hämatom rechts temporal und als Komplikation einen Hydrocephalus internus, der eine Shunt-Operation erforderlich machte. Erstaunlich ist, daß trotz der Schwere des durchgemachten SHT keine wesentlichen neuropsychiatrischen Folgeerscheinungen vorhanden sind, wenn man von visuo- und grafomotorischen Koordinationsstörungen absieht. Die Intelligenz war normal, die verbale Ausdrucksfähigkeit sogar überdurchschnittlich, entgegen dem ersten Eindruck bei der ambulanten Untersuchung! Die sekundär-neurotischen Störungen sind im wesentlichen durch eine symbiotisch-überfürsorgliche Haltung der Mutter bedingt. Entsprechend der Einteilung von *Lange-Cosack* und *Tepfer* (1973) ist das SHT in Gruppe VI (Bewußtlosigkeit länger als sieben Tage) einzustufen. Alle die von *Lange-Cosack* et al. (1979) nachuntersuchten Kinder dieser Altersstufe mit ähnlich schweren Schädel-Hirn-Traumen wiesen ausgeprägte psycho-organische Veränderungen, meistens schwerste neurologische und psychische Defektsymptome auf.

Folgezustände nach Schädel-Hirn-Traumen im Kindesalter

Langzeituntersuchungen bei Kindern mit einem SHT haben übereinstimmend ergeben, daß Häufigkeit und Schweregrad neurologischer und psychoorganischer Spätfolgen mit der Schwere des erlittenen Traumas ansteigen (*Brink* et al. 1970; *Bruce* et al. 1978; *Heiskanen* und *Kaste* 1974; *Lange-Cosack* und *Tepfer* 1973; *Pfenninger* et al. 1983; *Remschmidt* und *Stutte* 1980; *Rune* 1970; *Rutter* 1982). Die Schwere des SHT wird nach Art und Dauer der Bewußtlosigkeit (Bwl) eingeschätzt, die mittels der GLASGOW-COMA-SCALE bewertet wird.
Unter 53 Kindern mit einer traumatisch bedingten initialen Bwl, die nach der GLASGOW-COMA-SCALE mit über fünf Punkten bewertet worden waren, remittierten alle gut (*Bruce* et al. 1978). Zusätzlich zu einer langdauernden Bwl werden die Entwicklung eines Hydrocephalus internus, starke intrakranielle Druckerhöhung, eine schwere Verbrauchskoagulopathie, das Verschwinden von Komponenten des akustisch evozierten Potentials und die Entwicklung einer Spätepilepsie als ungünstige Faktoren herausgestellt (*Brink* et al. 1980; *Bruce* et al. 1978; *Dikmen* et al. 1983; *Gburek* und *Jacobi* 1982; *Kleinpeter* 1976; *Lange-Cosack* 1979; *Pfenninger* et al. 1983; *Schimmer* et al. 1982/83). Von prognostischer Bedeutung ist auch das Lebensalter zum Zeitpunkt des Unfalls. Schädel-Hirn-Traumen des Säuglings- und Kleinkindesalters haben eine schlechtere Prognose als später auftretende SHT (*Brink* et al. 1970, 1982; *Kleinpeter* 1976; *Lange-Cosack* et al. 1979), dabei sind jüngere Kinder bei gleichschweren Verletzungen in der Regel kürzer bewußtlos als ältere. In dieser Altersstufe werden bereits bei einer Bwl von mehr als einer Stunde meistens intellektuelle und andere hirnorganische Folgeschäden beobachtet.
Insbesondere visuo-motorische Störungen und Beeinträchtigungen der Gestalterfassung (Bender-Gestalt-Test, Göttinger-Form-Reproduktionstest) sind im Kindesalter hinweisend für hirnorganisch bedingte Teilleistungsschwächen als diskrete Folgestörungen bei sonst unauffälligem neuropsychiatrischen Befund. Auch ihre Manifestationswahrscheinlichkeit nimmt mit zunehmender Dauer der posttraumatischen Bwl zu (*Lange-Cosack* et al.

1979). Bei Kindern und Jugendlichen mit einer Bwl von über einer Stunde bis zu 24 Stunden sind nach den Erfahrungen von *Lange-Cosack* und *Tepfer* (1973) neben hirnorganischen Teilleistungsschwächen Psychosyndrome mit Beeinträchtigung von Konzentration, Ausdauer, Kurzzeitgedächtnis, psychischem Tempo, Aufmerksamkeit und emotionalen und sozialen Störungen zu beobachten. Bei einem Drittel der Kinder mit einem mittelschweren oder schweren Schädel-Hirn-Trauma kommt es zu Schulversagen (*Kleinpeter* 1976).

Befunde bei 21 begutachteten Patienten mit SHT

Wir haben Gutachten über 21 Probanden mit Zustand nach SHT ausgewertet (neun Mädchen, zwölf Jungen). Das Alter der Probanden zum Unfallzeitpunkt lag zwischen 2;8 und 14;8 Jahren. Der Median lag bei 5;8 Jahren. Das Alter bei der Untersuchung im Rahmen der Gutachtenerstellung lag zwischen 4;4 Jahren und 17;7 Jahren. Das Intervall zwischen Unfallzeitpunkt und Untersuchung lag zwischen sechs Monaten und 12;1 Jahren. Weitaus häufigste Unfallursache waren Verkehrsunfälle. In zwei Fällen trat keine Bwl ein, in fünf Fällen lag die Dauer der Bwl unter einer Stunde, in fünf weiteren Fällen zwischen einer und 24 Stunden. Sieben Probanden waren länger als sieben Tage bewußtlos. In zwei Fällen fehlen Angaben über die Dauer der Bwl. Wie die Tabelle II zeigt, erreichen sieben Probanden (⅓) in der von ihnen besuchten Schulform zumindest befriedigende Leistungen. Bei sechs Kindern ist die Schulleistung schlecht, weitere sechs sind sonderschulbedürftig (mehr als die Hälfte). Wie die Tabelle zeigt, läßt sich eine eindeutige Beziehung zwischen der Dauer der Bwl und Schulerfolg anhand der vorliegenden Daten nicht herstellen. Dies gilt auch für den bei der Nachuntersuchung ermittelten Intelligenzquotienten (Tabelle III). Unsere Daten stehen im Einklang mit den von *Brink* et al. (1970) berichteten Befunden, die eine leichte Retardierung erst nach einer Bwl von acht Wochen fanden. In unserem Krankengut hatten jedoch nur drei Patienten eine Bwl von mehr als zwei Wochen, davon war ein Patient imbezill, der IQ eines weiteren lag am unteren Rand der Norm. Der Patient mit der längsten Bewußtlosigkeit (sechs Wochen) zeigte eine knapp durchschnittliche Intelligenz (IQ 92). Eindeutiger war die Abhängigkeit neurologischer Defizite von der Dauer der Bwl. Bei Kindern mit einer Bwl von weniger als sieben Tagen waren bei der Nachuntersuchung keine neurologischen Folgeschäden feststellbar. Bei sechs Kindern mit einer Bwl von mehr als sieben Tagen waren zum Teil noch erhebliche Folgeschäden feststellbar (Tabelle IV).

Tabelle II. Schulerfolg und Dauer der posttraumatischen Bewußtlosigkeit bei 21 Kindern mit Zustand nach SHT.

Dauer der Bwl (Tage)	Anzahl	Sonderschule (L oder G)	Grund-/Hauptschule		Weiterführende Schulen (Real-S., Gesamt-S., Gymnas.)		Kindergarten
			schlechter Fortschritt	befriedigender Erfolg	schlechter Fortschritt	befriedigender Erfolg	
<1	12	3	3	3	1	1	1
1–2	–	–	–	–	–	–	–
3–7	–	–	–	–	–	–	1
8–14	4	1	1	1	–	–	1
15–30	2	1	1	–	–	–	–
>30	1	–	–	1	–	–	–
keine Angaben	2	1	–	–	–	1	–
Gesamt	21	6	5	5	1	2	2

Tabelle III. Intelligenzquotient und Grad der posttraumatischen Bewußtlosigkeit (Einteilung nach *Lange-Cosack* und *Tepfer*, 1973) bei 21 Kindern mit Zustand nach SHT.

Grad der posttraumat. Bwl	Anzahl	IQ <50	50–69	70–84	85–115	>116	Keine Angaben
Keine Bew.-Störung Gr. I	2	–	1	–	–	–	1
Bew.-Trübung Gr. II	1	–	–	–	1	–	–
Gr. III A<30′	3	–	–	–	3	–	–
B>30′	1	–	–	–	–	1	–
Gr. IV 1h–24h	5	–	–	–	4	1	–
Gr. V 1T–7T	–	–	–	–	–	–	–
Gr. VI >7T	7	1	1	–	4	1	–
Keine Angaben	2	–	1	–	–	–	1
Gesamt	21	1	3	–	12	3	2

Tabelle IV. Dauer der posttraumatischen Bewußtlosigkeit und neurologische Folgezustände bei Kindern (n = 21) mit Zustand nach SHT.

Dauer d. Bwl (Tage)	Anzahl	Hemiparese	Spastik	Ataxie	Epilepsie
<1	–	–	–	–	–
1–2	–	–	–	–	–
3–7	–	–	–	–	–
8–14	3	2	1	2	1*
15–30	2	1	1	1	–
>30	1	1	1	1	1
Gesamt	6	4	3	4	2

* bereits prätraumatisch

Sekundäre Folgeschäden nach SHT im Kindesalter

Eine typische *sekundäre Komplikation* des SHT beim Kind ist *psychoreaktiver Natur*. Sie ist bedingt durch pathogene familiäre Interaktionsmuster und insbesondere Eltern-Kind-Beziehungen. Kennzeichnend sind zwei Interaktionstypen: 1. die relative Unterforderung des Kindes und 2. die relative Überforderung.
Beim ersten Typ handelt es sich meistens um ängstliche Eltern, mit einer Neigung zu überbehütender Fürsorglichkeit, die teils aus unbewußten Schuldgefühlen, aus Unsicherheit und/oder Verlustängsten herrührt. Dies war im besonderen Maße bei der Mutter des beschriebenen Patienten der Fall, wodurch zunächst fälschlicherweise eine sprachliche und geistig-seelische Behinderung vorgetäuscht worden war. Es ist deshalb wichtig, hier entsprechend therapeutisch mit den Eltern zu arbeiten, um dem betroffenen Kind einen für seine Selbständigkeitsentwicklung notwendigen Freiraum zu ermöglichen.
Gleichermaßen ungünstig auf die Weiterentwicklung des Kindes nach einem SHT wirkt sich eine Überforderung durch Eltern aus, die das erlittene Trauma nicht wahrhaben wollen, dessen Folgen für sich und das Kind verdrängen und deshalb auf der bisherigen Einschätzung der kognitiven und sensomotorischen Fertigkeiten des Kindes beharren. Die Effekte dieser elterlichen Einstellung sind ähnlich wie bei Unterforderung. Das Kind gerät in eine verstärkte Leistungsangst und Versagensneigung und in eine Position zunehmender Isolierung und Verzagtheit hinein, die nicht nur durch das ständige Mißerfolgserleben, sondern ganz besonders auch durch das Gefühl bestimmt wird, die Eltern zu enttäuschen und somit »kein gutes Kind« zu sein.
Für eine *Therapie* der Folgen nach einem SHT im Kindes- und Jugendalter ist es deshalb wichtig, nicht nur die sensomotorischen und kognitiven Leistungseinbußen sorgfältig zu evaluieren und entsprechende Trainingsmöglichkeiten anzubieten, sondern auch familiäre Interaktionsstile und insbesondere Veränderungen der Eltern-Kind-Beziehungen zu erforschen, um sekundären neurotischen Fehlentwicklungen beim Kind wirksam begegnen zu können.

Literatur

1 Brink, J. D; Garrett, A. L.; Hale W. R.; Woo-Sam, J. and Nickel, V. L.: Recovery of motor and intellectual function in children sustaining severe head injuries. Devel. Med. Child Neur. *12:* 565–571 (1970).
2 Brink, J. D.; Imbus Ch. and Woo-Sam J.: Physical recovery after severe closed head trauma in children and adolescents. Pediatrics *97:* 721–727 (1980).

3 Bruce, D. A.; Schut, L.; Bruno, L. A.; Wood, J. H. and Sutton, L. N.: Outcome following severe head injuries in children. J. Neurosurg. *48:* 679–688 (1978).
4 Dikmen, S.; Reitan, R. M. and Temkin, N. R.: Neuropsychological recovery in head injury. Arch. Neurol. *40:* 333–338 (1983).
5 Gburek, F.-K. und Jacobi, G.: Aktueller Wissensstand über chronische Subduralergüsse des Säuglings- und Kindesalters. Mschr. Kinderheilk. *130:* 2–18 (1982).
6 Heiskanen, O. and Kaste, M.: Late prognosis of severe brain injury in children. Devel. Med. Child Neur. *16:* 11–14 (1974).
7 Kleinpeter, U.: Social integration after brain trauma during childhood. Acta paedopsychiat. *42:* 68–74 (1978).
8 Lange-Cosack, H. und Tepfer, G.: Das Hirntrauma im Kindes- und Jugendalter. Schriftreihe »Neurologie«, Neurology-Series Bd. 12 (Springer, Berlin/Heidelberg/New York 1973).
9 Lange-Cosack, H.; Wider, B.; Schlesener, H.-J.; Grumme, Th. und Kubicki, St.: Spätfolgen nach Schädel-Hirn-Traumen im Säuglings- und Kleinkindalter (1.–5. Lebensjahr). Neuropädiatrie *10:* 105–127 (1979).
10 Pfenniger, J.; Kaiser, G.; Lütschg, J. and Sutter, M.: Treatment and outcome of the severely head injured child. Intensive Care Med. *9:* 13–16 (1983).
11 Remschmidt, H. und Stutte, H.: Neuropsychiatrische Folgen nach Schädel-Hirn-Traumen bei Kindern und Jugendlichen. (Huber, Bern/Stuttgart/Wien 1980).
12 Rune, V.: Acute head injuries in children. Acta paediat. scand., Suppl. 209 (1970).
13 Rutter, M.: Developmental neuropsychiatry: concepts, issues and prospects. J. clin. Neuropsychol. *4:* 91–115 (1982).
14 Schimmer, M.; Lang, V. O.; Schweier, P.; Willms, E. und Weinmann, H. M.: Langzeitergebnisse bei schwersten kindlichen Schädel-Hirn-Traumen nach moderner Intensivtherapie. Pädiat. Prax. *27:* 393–400 (1982/83).

Hirntod oder Hirnstammtod?

Anderes Krankheitsbild – Andere Kriterien?

E. B. Bongartz und C. Roosen

Das Gehirn darf gesehen werden als das Integrationszentrum aller Funktionen unseres Organismus. Früher wurde der Herztod mit dem Individualtod gleichgesetzt. Durch die fortschreitende medizinische Entwicklung können bei Ausfall aller zerebralen Funktionen Herz- und Atmungsfunktionen künstlich aufrechterhalten werden. So ist es eine logische Folge, daß die Diagnose des Hirntodes aufgrund neurologischer Kriterien einen festen Platz in unserem Wissen eingenommen hat.

In der Literatur erscheinen nun Veröffentlichungen, in denen nicht mehr die Rede ist vom Hirntod sondern vom Hirnstammtod (10). Handelt es sich dabei um ein anderes Krankheitsbild? Ein Rückblick in die Medizingeschichte ist unerläßlich.

Es waren die Franzosen *Mollaret* und *Goulon* (9), die 1959 das »Coma dépassé«, den Zustand »am Koma vorbei«, abgrenzten (Tabelle I).

Tabelle I. Coma Dépassé (*Mollaret* und *Goulon*, 1959).

Areflexie
Muskelatonie
Absinken des Blutdruckes
Absinken der Körpertemperatur

1968 folgten die Harvard-Kriterien (5) (Tabelle II). Ebenfalls 1968 definierte die Deutsche Gesellschaft für Chirurgie Richtlinien für die Hirntoddiagnostik (3) (Tabelle III).

Drei Jahre später wurden die Minnesota-Kriterien publiziert (8) (Tabelle IV). Der Vergleich der Angaben läßt eine wichtige Änderung erkennen. Es tritt die Untersuchung der Hirnstammreflexe in den Vordergrund; das Ableiten eines EEGs ist nicht mehr absolut notwendig. Die klinischen Beobachtungen, die zu diesem Schritt geführt hatten, beruhten darauf, daß die Prognose bezüglich der Herzfunktion vollständig von der Intaktheit des Hirnstamms abhängig war und daß in Einzelfällen bei erloschener Hirnstammfunktion

Tabelle II. Harvard criteria (1968)

Unreceptivity – unresponsivity
Apnoea
No movements
No elicitable reflexes
Isoelectric EEG (not mandatory)

All of these tests shall be repeated after 24 hours

Tabelle III. Deutsche Gesellschaft für Chirurgie (1968).

1. Bewußtlosigkeit
   Apnoe
   Mydriasis und Fehlen der Lichtreaktion
   Isoelektrische Linie im EEG

   Erneute Befunderhebung nach 12 Stunden

2. Angiographisch nachgewiesener Kreislaufstillstand

Feststellung des Hirntodes im Falle einer direkten Schädigung des Gehirns

Tabelle IV. Minnesota criteria (1971).

Known irreparable intracranial lesion
No spontaneous movement
Apnoea
Absent brain reflexes

Findings unchanged for at least 12 hours (EEG not mandatory)

Tabelle V. Summary of criteria of brain death (Conference of Medical Royal Colleges, 1976).

Conditions – deeply comatose
        – apnoea
        – irremediable brain damage

Tests *All brain-stem reflexes should be absent*
    a) Fixed pupils
    b) No corneal reflex
    c) No vestibuloocular reflex
    d) No motor responses within the cranial nerves
    e) No gag reflex
    f) No respiratory movement (adequate CO_2)

eine minimale zelluläre elektrische Aktivität oberhalb des Niveaus des toten Hirnstamms abgeleitet werden konnte. Die Anwesenheit dieser Aktivität war nicht von Einfluß auf das letale Endergebnis. Die hirnelektrische Stille wird demzufolge heute nicht mehr als absolute Voraussetzung für die Hirntoddiagnose angesehen (6, 11).

So wurden 1976 von der Conference of Medical Royal Colleges Richtlinien für die Hirntoddiagnose publiziert, bei denen der Akzent auf der Untersuchung der Hirnstammreflexe lag, eine Beobachtungszeit bis zu 24 Stunden gefordert wurde und der elektroenzephalographische Nachweis nicht erforderlich war (2) (Tabelle V).

Anläßlich eines trivialen Fernsehberichtes (1980) über Organexplantationen von Patienten, die noch nicht hirntot waren, wurde die Diskussion in England in die Öffentlichkeit gebracht (4). Die Kriterien erwiesen sich als richtig und unumstößlich; der Aktion »Organspende« tat die Diskussion aber Abbruch. Kommen wir jetzt zu den Kriterien des Hirntodes, wie sie von dem wissenschaftlichen Beirat der Bundesärztekammer 1982 formuliert wurden (1). Dabei übergehen wir die amerikanischen »Guidelines for the Determination of Death« (7), die nahezu identisch sind. Diese Richtlinien sind Entscheidungshilfen für den behandelnden Arzt, aber keine rechtsverbindlichen Vorschriften.

Unter bestimmten Voraussetzungen kann der Hirntod diagnostiziert werden: Bei Vorhandensein spezifischer klinischer Symptome während einer angemessenen Beobachtungszeit und ggf. mit Hilfe apparativer Zusatzdiagnostik. Welches sind die Voraussetzungen? Es soll sich um eine primäre oder sekundäre Hirnschädigung handeln. Die primäre, unmittelbar am Hirn angreifende Schädigung verläuft meist mit hochgradiger intrakranieller Drucksteigerung als Folge einer schwersten Hirnverletzung, Blutung, Infarkt, Tumor (selten) oder eines akuten Verschlußhydrozephalus. Die sekundäre Hirnschädigung als Folge von Hypoxie, meist durch kardial bedingten Kreislaufstillstand oder Schock.

Als negative oder zumindest einschränkende Voraussetzungen gelten Intoxikation, Narkosemittel, Unterkühlung, ein nicht korrigiertes Schocksyndrom, endokrines oder metabolisches Koma.

Der Hirntod ist durch den irreversiblen Verlust von Großhirn- *und* Hirnstammfunktion gekennzeichnet. Die maßgeblichen Symptome sind:
1. Bewußtlosigkeit
2. Ausfall der Spontanatmung (wobei vor Unterbrechung der künstlichen Beatmung durch alveolare Hypoventilation mit reinem Sauerstoff eine Hyperkapnie herbeigeführt werden muß). Besondere Gegebenheiten sind zu berücksichtigen bei Früh- und Neugeborenen sowie bei pulmonalen Diffusions- und Verteilungsstörungen
3. Lichtstarre, beidseits wenigstens mittel, meistens maximal weite Pupillen, wobei die Wirkung eines Mydriatikum ausgeschlossen sein muß

4. Fehlen des okulo-zephalen Reflexes
5. Fehlen des Kornealreflexes
6. Fehlen von Schmerzreaktionen im Trigeminusversorgungsbereich
7. Ausfall der Pharyngeal- und Trachealreflexe

Als zusätzliche Anmerkung stellt die Bundesärztekammer fest, daß das Vorliegen aller dieser Befunde übereinstimmend von zwei, mit der Intensivbehandlung vertrauter Untersucher festgestellt werden muß. Im Falle einer Organentnahme müssen beide Ärzte unabhängig von einem Transplantations-Team sein.

Die Ausführung ergänzender Untersuchungen ist nicht unbedingt erforderlich, wenn die Irreversibilität dieses klinischen Zustandes während einer angemessenen Zeit beobachtet wird. Die maßgebliche Diagnostik liegt in der persönlichen, ärztlichen Untersuchung und Beobachtung und nicht in apparativen Zusatzbefunden.

Die apparative Diagnostik erfolgt heute vorwiegend in Form eines EEGs oder einer Angiographie. Das EEG soll nach den technischen Richtlinien der Deutschen EEG-Gesellschaft abgeleitet werden und über mindestens 30 Minuten eine hirnelektrische Stille zeigen. Säuglinge sind hiervon wiederum ausgenommen.

Der angiographische Nachweis liegt vor, wenn bei ausreichendem Blutdruck und einwandfreier Lage der Injektionskanüle ein intrakranieller Kreislaufstillstand erkennbar ist.

Für die Beobachtungsdauer gibt die Bundesärztekammer Mindestzeiten an. Diese müssen vor allem dann beobachtet werden, wenn eine apparative Zusatzdiagnostik nicht möglich bzw. erforderlich ist.

So sollen die klinischen Symptome bei Erwachsenen und älteren Kindern bei primärer Hirnschädigung mindestens zwölf Stunden, bei sekundärer Hirnschädigung während drei Tagen mehrmals übereinstimmend nachgewiesen werden. Bei Säuglingen und Kindern bis zum 2. Lebensjahr soll das Hirntodsyndrom nach primärer Hirnschädigung 24 Stunden andauern.

Nachdem Voraussetzungen und klinische Kriterien nachgewiesen wurden und von zwei Untersuchern vollständig dokumentiert sind, muß der Hirntod und somit der Individualtod festgestellt werden. Zu diesem Zeitpunkt soll der Totenschein ausgefüllt werden; die künstliche Beatmung wird beendet, es sei denn, eine Organexplantation ist vorgesehen.

Mögliche Fehlerquellen bei der Diagnostik verteilen sich auf drei Gruppen:

1. Unmöglichkeit, den Voraussetzungen nachzugehen bzw. negative Voraussetzungen auszuschließen, oder mit anderen Worten: Wenn die Ursache der Bewußtlosigkeit nicht *komplett* geklärt ist, darf die Diagnose Hirntod nicht gestellt werden.
2. Fehlinterpretation der Symptome. Die Fragen sind: wurde der Untersuchungsstimulus adäquat angewandt? Liegen keine primären Hirnerkran-

kungen vor? Handelt es sich um eine medikamentöse Ausschaltung, z.B. Mydriatika, ototoxische Medikamente, Intoxikation usw., der von den Hirnnerven gesteuerten Endorgane.
3. Technische Unzulänglichkeiten. Diese bedürfen keiner weiteren Erklärung und sollten von jedem erfahrenen Untersucher sofort aufgedeckt werden.

Bei der geringsten Unsicherheit und unzureichender Dokumentation darf der Hirntod nicht diagnostiziert werden.

Handelt es sich nun bei dem Hirnstammtod um ein anderes Krankheitsbild? Zu Recht wird in der amerikanischen Literatur darauf hingewiesen, daß die Teste, die dazu dienen, den Hirnfunktionsausfall zu beweisen, sich geändert haben und sich mit dem Fortschreiten des Wissens und der Technologie auch weiter ändern werden. Ziel ist, den Hirntod mit einem absolut sicheren, aber minimalen Aufwand zu diagnostizieren. Hierfür spricht, daß zum Beweis des Hirntodsyndroms neben der Bewußtlosigkeit ausschließlich Hirnstammsymptome gefordert werden.

Der Hirntod als selbständiges Krankheitsbild hat sich nicht geändert, aber: Ist Hirntod gleich Hirnstammtod und umgekehrt? Das Gehirn umschließt Großhirn, Kleinhirn und Hirnstamm. Also, die Frage anders gestellt: Ist der Patient tot, wenn ein Teil des Gehirns, und zwar der Hirnstamm, nicht mehr funktioniert? Herz- und Atmungssteuerung haben ausgesetzt. Ebenso ist u.a. die Funktion der Formatio reticularis rund um den 3. Ventrikel, Aquädukt und 4. Ventrikel aufgehoben. Wenn die Formatio reticularis das Großhirn nicht »anschaltet«, wird kein Inhalt an das Bewußtsein weitergegeben. Untersuchungen an erhängten Personen, bei denen ein Hirnstammriß zwischen Pons und Medulla oblongata bestand, haben gezeigt, daß die autonome Herzfunktion und somit eine eingeschränkte Kreislauftätigkeit noch über 20 Minuten fortdauern können, d.h. es ist durchaus noch der Nachweis einer hirnelektrischen Aktivität möglich. Ein derartiger Patient ist hirntot. Aber dieses Krankheitsbild des isolierten Hirnstammtodes ist extrem selten, klinisch isoliert kaum nachweisbar und wird von einem sofortigen Eintreten des gesamten Hirntodes gefolgt.

Zusammenfassend ist der Hirnstammtod kein wesentlich anderes Krankheitsbild als der Hirntod. Da es aber äußerst selten als alleiniges Krankheitsbild vorkommt und häufig noch großer Wert auf das Phänomen der hirnelektrischen Stille gelegt wird, führt der Zusammenhang zu Verwirrung. Man muß sich deshalb fragen, ob der pathophysiologisch korrekte Ausdruck des Hirnstammtodes, insbesondere in der Diskussion der Problematik von Organentnahmen, benutzt werden sollte.

Literatur

1 Bundesärztekammer: Kriterien des Hirntodes; Entscheidungshilfen zur Feststellung des Hirntodes. Dt. Ärztebl. *79/14:* 35–41 (1982).
2 Conference of Medical Royal Colleges and their Faculties in the U. K.: Diagnosis of Death. Br. med. J. *ii:* 1187–1188 (1976).
3 Deutsche Gesellschaft für Chirurgie (Kommission für Reanimation und Organtransplantation): Todeszeichen und Todeszeitbestimmung. Der Chirurg *39:* 196–197 (1968).
4 Editorial 1980: An appalling panorama. The Lancet 841, 910–911, 1022–1023, 1085–1086, 1142, 1197–1198, 1286, 1306, 1377–1379 (1980).
5 Harvard Medical School: A definition of irreversible coma. J. Am. med. Ass. *205:* 85–88 (1968).
6 Jennett, B.: Brain Death. Br. J. Anaesth. *53:* 1111–1119 (1981).
7 Lynn, J.: Guidelines for the determination of death. J. Am. med. Ass. *246:* 2184–2186 (1981).
8 Mohandas, A. and Chou, S. N.: Brain death, a clinical and pathological study. J. Neurosurg. *35:* 211–218 (1971).
9 Mollaret, P. et Goulon, M.: Le Coma Dépassé. Rev. Neurologique *181:* 3–15 (1959).
10 Pallis, Ch.: From brain death to brainstam death. Br. med. J. *285:* 1487–1490, 1641–1644 (1982).
11 Powner, D. J. and Fromm, G. H.: The electroencephalogram in the determination of brain death. N. Engl. J. Med. *300:* 502 (1979).

Indikation zur operativen Therapie nach spinalem Trauma

C. Roosen

Rehabilitation von Patienten mit Verletzungen der Wirbelsäule und des Rückenmarks sollte mit der notärztlichen Erstversorgung beginnen. Chirurgische Behandlungsmaßnahmen stellen nur einen Teil des umfassenden Rehabilitationsprogramms dar.

Gerade die den Patienten gefährdende und belastende Wirbelsäulenverletzung verlangt eine schonende, aber präzise Diagnostik (Abbildung 1) zur Klärung der Operationsindikation.

Der primäre neurologische Status sollte auch unter Notfallbedingungen exakt erhoben werden (Tabelle I).

Die Differenzierung der Schweregrade I bis IV ist entscheidend für Art und Zeitpunkt der Therapie sowie für die Verletzungsprognose (1–4, 6).

Die anschließende Röntgennativdiagnostik der gesamten Wirbelsäule klärt häufig Art und Ausmaß der knöchernen Verletzung (Abbildung 2).

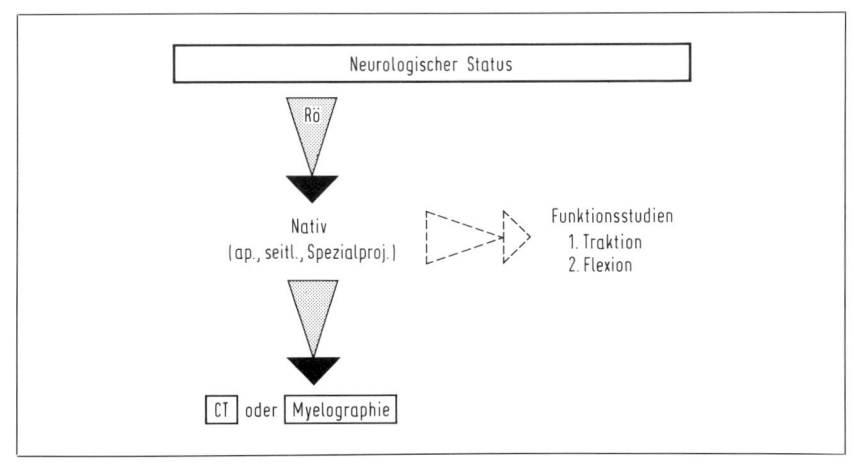

Abbildung 1. Diagnostik bei spinalen Verletzungen.

Tabelle I. WS-Verletzung.

Grad		Neurologischer Status
I	–	normal
II	–	radikuläre Läsion
IIIa	–	inkompletter Querschnitt – gehfähig
IIIb	–	inkompletter Querschnitt – gehunfähig
IV	–	kompletter Querschnitt

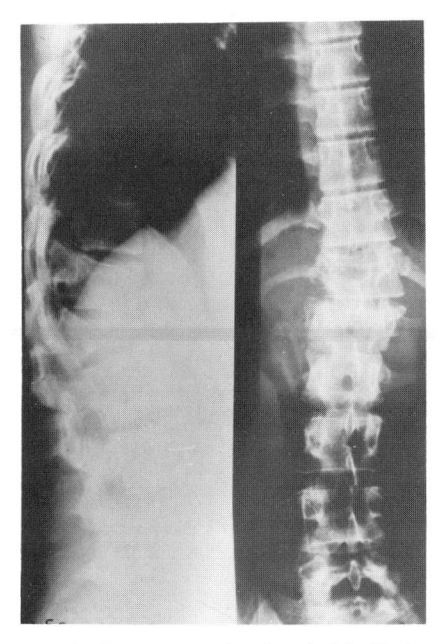

Abbildung 2. Stückbruch Th 12, Kompressionsbruch L1. Verlegung des Spinalkanals durch ein Knochenfragment.

Bei normalem Röntgenbefund und segmental abgegrenztem neurologischen Defizit bzw. Schmerzsyndrom ist die Indikation zur Funktionsuntersuchung unter Durchleuchtung gegeben (Abbildung 3). Unter Kontrolle des klinischen Bildes kann durch Zug in Wirbelsäulenlängsrichtung, evtl. bei negativem Traktionsergebnis durch Flexion, eine Segmentinstabilität nachgewiesen werden.
Im CT mit Rekonstruktion (Abbildung 4) lassen sich die Verletzungsfolgen besser darstellen.

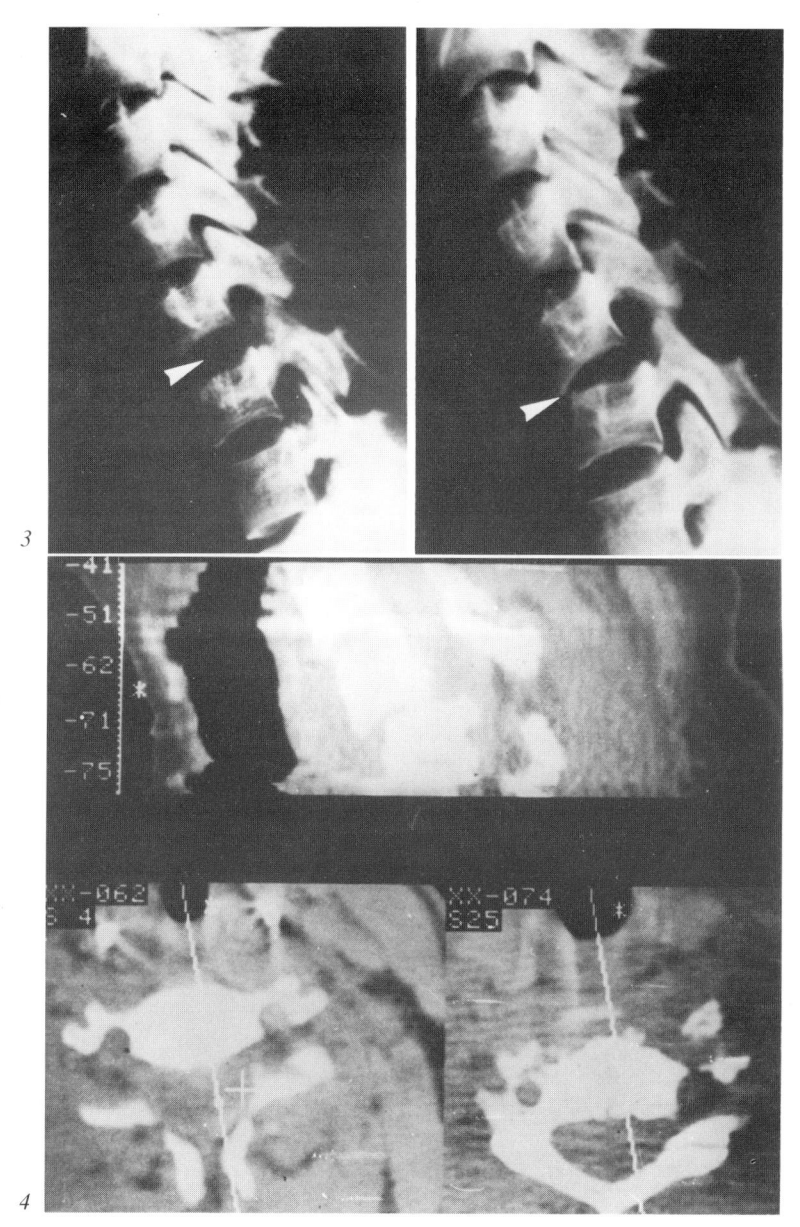

Abbildung 3. Instabilität C5/6. Links: Traktion, rechts: Flexion.

Abbildung 4. Zervikale Luxationsfraktur C5/6.

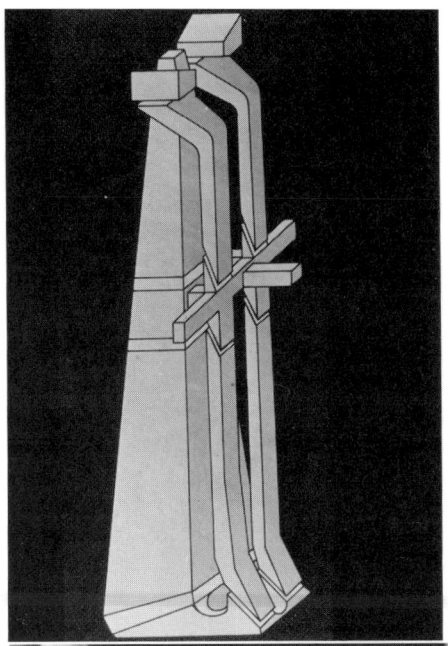

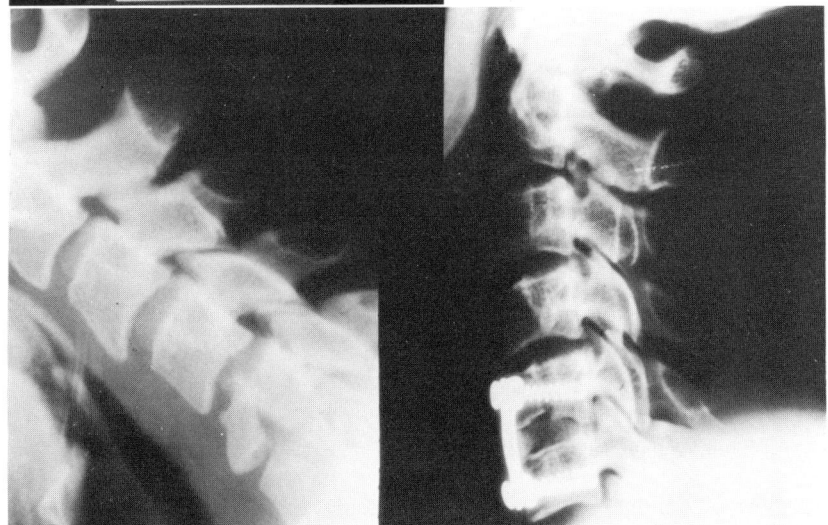

Abbildung 5. Wirbelsäulenmodell nach *Louis.*

Abbildung 6. HWK-5-Fraktur, Läsion der Bandscheibe C5/6. Vordere Spondylodese mit PMMA, Sicherung des Implantates durch AO-Platte.

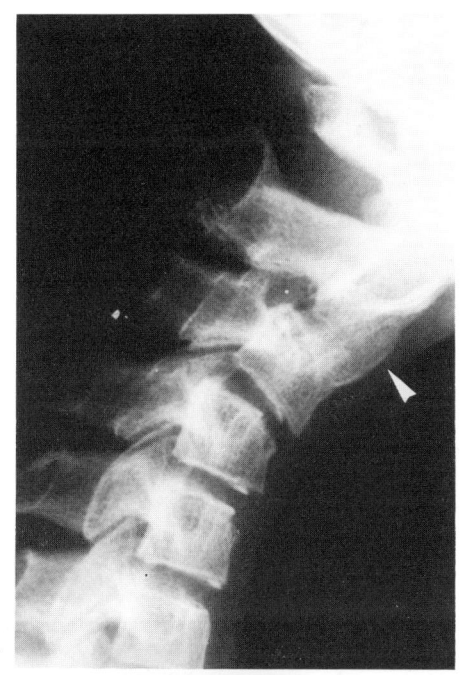

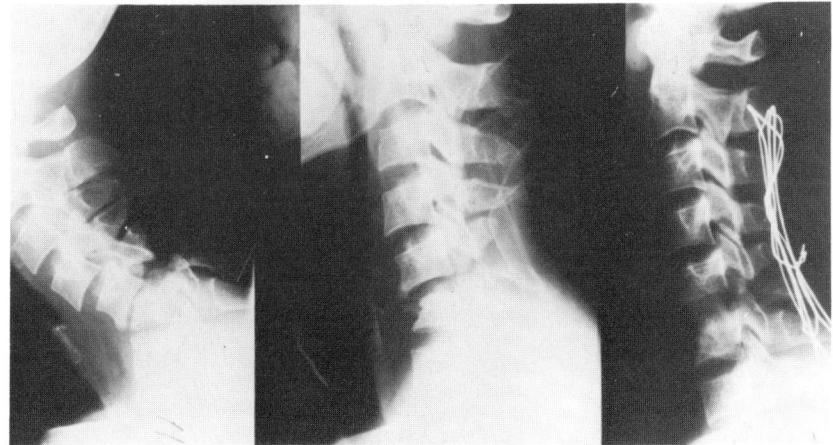

Abbildung 7. Luxationsfraktur C2/3, ventrale Spondylodese nach *Robinson* mit autologem Beckenkammspan, seitliche Röntgenkontrollaufnahme drei Jahre nach Operation in Ventralflexion.

Abbildung 8. Massive Luxationsfraktur C5/6. Stellungskorrektur durch Extension. Vordere Fusion mit PMMA, hintere Zuggurtung durch Drahtcerclage.

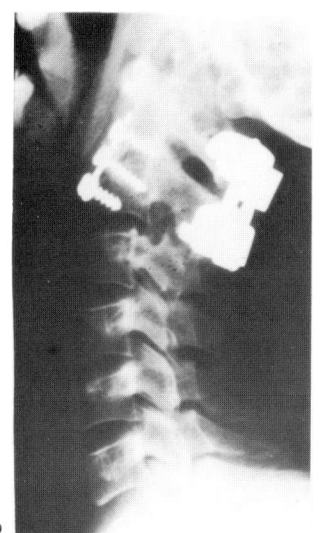

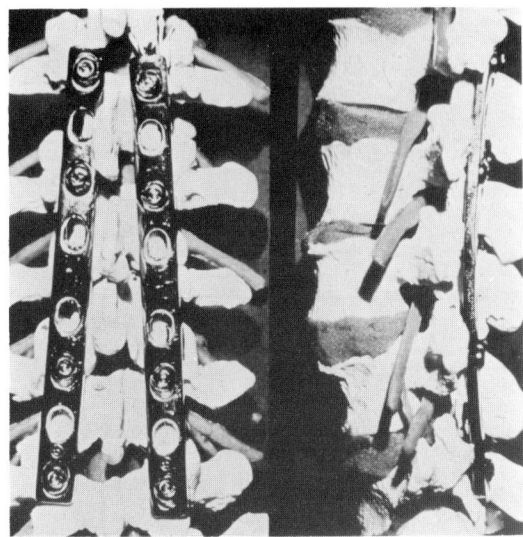

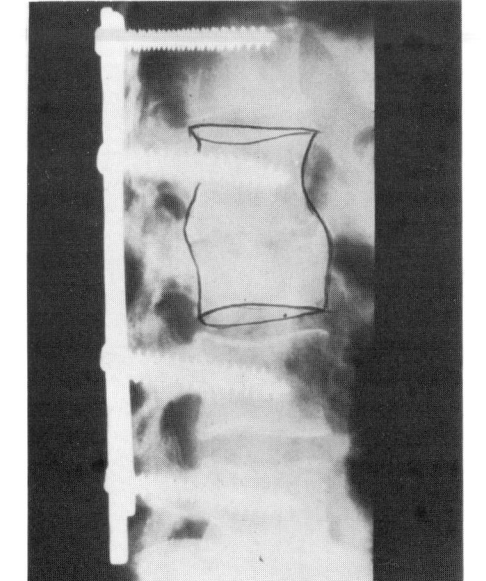

Abbildung 9. Axisfraktur mit atlanto-axialer Instabilität und Zerreißung des dorsalen ligamentären Halteapparates. Ventrale transorale Osteosynthese mit AO-Platte; Sicherung der Spondylodese durch dorsale Kompressionsklammer.

Abbildung 10. Dorsale transpedunkuläre Verplattung nach *Roy-Camille*, Knochenmodell.

Abbildung 11. Kontrolle 1½ Jahre nach dorsaler Spondylodese mit *Roy-Camille*-Platten bei instabilem Kompressionsbruch LWK 3, Blockwirbelbildung L2/3.

Da die Ganzkörpertomographie nicht immer für die traumatologische Diagnostik zur Verfügung steht, stellt sich die Frage nach der Indikation zur Myelographie. Sie ist indiziert:

1. Bei sekundärem Auftreten oder bei einer Zunahme bestehender neurologischer Ausfälle, wenn die Nativdiagnostik unauffällig war.
2. Bei einer Diskrepanz zwischen dem Ort der knöchernen Läsion und dem klinisch neurologischen Querschnittsniveau.

Die mehr funktionelle Deutung der Röntgenbefunde korrespondiert mit den neueren biomechanisch orientierten Therapiekonzepten. Diese gehen vor allem auf *Louis* (5) und *Roy-Camille* (9) zurück, die die pathologisch-anatomischen Grundlagen durch dynamische Überlegungen ergänzten.
Nach *Louis* wird die vertikale Belastung der Wirbelsäule von drei Stützen aufgefangen (Abbildung 5): vorne die Wirbelkörperreihe, dahinter in Art eines Dreiecks angeordnet beidseits die Bogen-Gelenk-Formation. Diese bildet zusammen mit den Ligamenten das wichtige mittlere Vertebralsegment nach *Roy-Camille*. Zu betonen ist die Bedeutung der dorsalen Zuggurtung der Wirbelsäule durch Bänder und paravertebrale Muskulatur als hinterer Stabilisator. Die muskulären und ligamentären Elemente fangen vor allem Horizontal- und Rotationskräfte auf.
Dieses Konzept stellt die Basis der Therapie dar. Läsionen des vorderen Stützpfeilers erfordern bei intaktem mittleren und hinteren Element die alleinige vordere Stabilisierung. Die Schädigung zweier Säulen oder die doppelseitige des mittleren Vertebralsegments verlangen wegen der massiven Instabilität immer die kombinierte, ventrale und dorsale Fixierung.
Bei der Wiederherstellung der Wirbelsäule als Stützpfeiler und als Schutzorgan für neurogene Strukturen müssen die Grundsätze: Reposition, Dekompression, Stabilisation und Rehabilitation gelten.
Die offene spinale Verletzung wird in der Primärphase in eine gedeckte verwandelt. Die mögliche Rückbildung neurologischer Ausfälle ist um so aussichtsreicher, je früher raumfordernde Hämatome, Knochenfragmente oder Bandscheibenanteile entfernt werden. Dekomprimierende und stabilisierende Maßnahmen wie: ventrale Spondylektomie, dorsale Hemi- oder Laminektomie, Wirbelfusionen sollten im Interesse der Stabilität und Belastbarkeit so klein und kurzstreckig wie möglich gehalten werden.
Chirurgische Versorgung und Pflege polytraumatisierter Patienten sind risikoärmer, wenn instabile Wirbelsäulenfrakturen primär fixiert werden:

In 7 Jahren wurden bei 30 mehrfachverletzten Patienten spinale Traumen notfallmäßig versorgt. Die Operationen wurden immer gemeinsam von Unfall- und Neurochirurgen durchgeführt (Tabelle III).

Tabelle II. Absolute Indikationen zur operativen Therapie spinaler Verletzungen.

- Offene RM-Verletzung
- Beginnende oder progrediente neurologische Symptomatik bei Raumforderung
- Raumbeengende intraspinale Knochenfragmente, BS-Sequester
- Massive Segmentinstabilität, bes. bei Mehrfachverletzten

Tabelle III. Operative Behandlung instabiler Wirbelbrüche (Unfall-Neurochir. 1975–1982).

30 instabile Brüche
7 ohne Lähmung
23 mit Lähmung
5 komplett   18   inkomplett progredient
              14 = 77% Lähmungsrückbildung

In keinem Fall wurde postoperativ ein verschlechterter neurologischer Befund erhoben. Bei 14 von 23 Patienten besserten sich die nervösen Ausfälle.

Relative Indikationen, d. h. Befunde, die mit zweiter Dringlichkeitsstufe in der Sekundärphase operiert werden können, stellen Fehlstellungen und geringgradige Instabilitäten dar. Diese Eingriffe sind zur Prophylaxe der Spätmyelopathie notwendig (4). Primär und dringlich erforderlich sind in diesen Fällen aber immer die Stellungskorrektur durch Extension bzw. die Ruhigstellung.

Keine Indikation zur chirurgischen Primärversorgung sehen wir beim kompletten Querschnittssyndrom. Die Ausnahme hiervon sollte nach *Frowein* (1983) bei intraspinalen Knochenfragmenten am thorako-lumbalen Übergang in Konus-Kauda-Region überdacht werden.

Liegt ein spinaler Schock vor, ist der Operationszeitpunkt nach Besserung der neurologischen Ausfälle günstig. Bei persistierender Tetra- oder Paraplegie wird sekundär aus pflegerischer Indikation stabilisiert. Auch bei begleitenden schweren Schädelhirnverletzungen sehen wir primär von Eingriffen an der Wirbelsäule ab.

Zur Verdeutlichung des therapeutischen Konzepts einige klinische Fallbeispiele. Die Abbildungen 6 und 7 demonstrieren stabilisierende Eingriffe am vorderen Wirbelsäulenstützpfeiler. Abbildungen 8 und 9 stellen zwei kombinierte Operationsverfahren dar.

Muß zur nervösen Dekompression der Spinalkanal von dorsal entdacht werden, hat sich zur einzeitigen Stabilisierung die dorsale transpedunkuläre Verplattung nach *Roy-Camille* bewährt (Abbildungen 10 und 11) (10).

Nach den Erfahrungen der Berufsgenossenschaften aus den letzten Jahren verlagert sich sinnvollerweise die Therapie Wirbelsäulenverletzter zunehmend in die sog. Querschnittszentren, in denen Rehabilitationsmediziner, Traumatologen, Orthopäden und Neurochirurgen gemeinsam die optimale Rehabilitation in der Stunde Null beginnen können.

Literatur

1. Bötel, U.: Indikation und Technik des operativen Vorgehens bei der traumatischen Querschnittslähmung. Unfallheilkd. *85:* 51–58 (1982).
2. Frowein, R.: persönl. Mitteilung (1983).
3. Grote, W. und Roosen, K.: Operative Behandlung der HWS-Verletzungen. Hefte zur Unfallheilkd. *132:* 318–325 (1977).
4. Karimi-Nejad, A.; Frowein, R. A.; Roosen, K. and Grote, W. et al.: The treatment of fractur dislocation of the cervical spine. Proc. IVth Int. Congr. Soc., Amsterdam/Oxford, p. 347–354 (1977).
5. Lausberg, G.: Spätschäden des Rückenmarks nach Wirbelsäulenverletzungen. Dt. med. Wschr. *94:* 720–722 (1969).
6. Louis, R.: Surgery of the spine. Surgical anatomy and operativ produce (Springer, Berlin/Heidelberg/New York 1983).
7. Magerl, F.: Operative Frühbehandlung bei traumatischer Querschnittslähmung. Orthopäde *9:* 34–44 (1980).
8. Roosen, K.; Trauschel, A. and Grote, W.: Posterior atlanto-axial fusion: a new compression clamp for laminar osteosynthesis. Arch. Orthop. Traumat. Surg. *100:* 27–31 (1982).
9. Roosen, K.; Rauhut, F. und Maksoud, M.: HWS-Verletzungen im Kindesalter. Neurochirurgia *27:* 1–5 (1984).
10. Roy-Camille, R.: Rachis cervical traumatique non neurologique. Masson, Paris (1979).
11. Schmidt-Neuerburg, K. P.; Weiss, H.; Roosen, K. und Grote, W.: Vorteile der notfallmäßigen Plattenstabilisierung nach Roy-Camille bei instabilen Wirbelsäulenfrakturen Mehrfachverletzter. Hefte zur Unfallheilkd. (im Druck).

Rehabilitation nach spinalem Trauma

U. Bötel

Ein spinales Trauma wirft für den Betroffenen eine Vielzahl von existenzbedrohenden Fragen auf. Die alle Fachgebiete übergreifenden Problemstellungen erfordern deshalb das Zusammenwirken Vieler, um die Schwierigkeiten zu überwinden und den Ansprüchen einer Wiedereingliederung im größtmöglichen Umfang zu genügen.

Bei der Rehabilitation Rückenmarkverletzter ist deshalb nicht nur der Arzt, sondern auch ein großer Stab von Helfern gefordert. Neben den notwendigen Sachkenntnissen ist deshalb ein erheblicher Apparat vonnöten, der in einem allgemeinen Krankenhaus oder selbst einer Universitätsklinik in der Regel nicht vorgehalten werden kann.

Da Rehabilitation nicht erst nach Abheilung der unfallbedingten Verletzungen einsetzen kann, sondern parallel zu den notwendigen medizinischen Maßnahmen verlaufen muß, im Rahmen eines umfassenden Gesamtkonzeptes, sollte deshalb möglichst unmittelbar nach dem Unfall und Beherrschung der vitalen Funktionen die Behandlung in einem Zentrum für Querschnittgelähmte erfolgen.

Die Aufnahmekapazität hat sich im Vergleich zu früheren Jahren deutlich verbessert, indem heute in 15 Zentren, die für die Akutbehandlung eingerichtet sind, 708 Betten zur Verfügung stehen. Erhebliche Engpässe bestehen in Nordrhein-Westfalen jedoch immer noch dadurch, daß hier nur 73 Betten belegt werden können und zwischen Bad Wildungen und Hamburg eine erhebliche Lücke klafft.

Nach dem Willen des Gesetzgebers unterscheidet man Rehabilitation in drei Bereichen, indem für die medizinische, soziale und berufliche Wiedereingliederung auch verschiedene Kostenträger auftreten, obwohl eine Wiedereingliederung, insbesondere für einen Rückenmarkverletzten, nur als Ganzheit gesehen werden kann. Die Arbeit der Zentren erstreckt sich deshalb auch auf alle drei Bereiche, wenn auch nur Vorarbeiten für die endgültige berufliche Rehabilitation geleistet werden können.

Die Rehabilitation nach spinalem Trauma gliedert sich, grob gesehen, in drei Phasen:

1. Phase: Frischverletztenstadium (zwei bis sechs Wochen)
2. Phase: Aufbauphase (zwei Wochen bis sechs Monate)
3. Phase: Konsolidierung, berufliche und soziale Reintegration (vier Monate bis drei Jahre)

Frischverletztenphase

Im Vordergrund müssen zunächst die dringend notwendigen medizinischen und chirurgischen Maßnahmen stehen. Unabdingbar ist eine Stabilisierung der vitalen Funktionen. Eine Frühmobilisation der Verletzten ist anzustreben, weshalb wir bei instabilen Verletzungen der Wirbelsäule auch eine übungsstabile Osteosynthese der Wirbelsäule sowohl im Hals- als auch im übrigen Wirbelsäulenbereich durchführen.
Einmal wird hierdurch eine zuverlässige Dekompression des Spinalkanals erreicht, andererseits die Liegephase des Patienten entscheidend abgekürzt. Zusätzliche Frakturen müssen osteosynthetisch übungsstabil versorgt werden, alle Komplikationen der Querschnittlähmung durch geeignete, passende vorbeugende Maßnahmen vermieden werden, da jede Komplikation die Frühmobilisation sonst verhindern würde. Die für den Patienten weitgehend inaktive Frischverletztenphase kann hierdurch entscheidend abgekürzt werden.
Druckgeschwüre sind durch geeignete prophylaktische Maßnahmen vermeidbar. Treten sie erst auf, kann hierdurch eine zügige Rehabilitation verhindert werden, ebenso durch das Auftreten vermeidbarer Kontrakturen.
Schon in der Anfangsphase ist eine regelmäßige krankengymnastische Behandlung erforderlich, um allfälligen Komplikationen vorzubeugen. Die Durchführung einer intensiven Atemtherapie einschl. eines Abhustetrainings ist insbesondere für den Tetraplegiker unabdingbar, um pulmonalen Komplikationen vorzubeugen. Zur Vermeidung von Kontrakturen sowie zur krankengymnastischen Thromboseprophylaxe werden von Anfang an die gelähmten Gliedmaßen krankengymnastisch durchbewegt, gleichzeitig erfolgt bereits im Bett eine aktive Kräftigungsbehandlung der nicht gelähmten Gliedmaßen. Auch Tetraplegiker können bereits während der Liegephase mit Hilfe von Gummizügen mit Manschetten die verbliebenen Muskelgruppen aktiv trainieren.
Operativ stabilisierte Wirbelbrüche können bereits in der ersten Woche nach dem Trauma axial auf dem Stehbrett belastet werden, kurze Zeit später auch im Stehbarren, der auch dem Paraplegiker oder tief Halsmarkgelähmten ein Stehen ohne Schienenstabilisierung erlaubt durch eine Dreipunktefixation Boden-Knievorderseite-Becken.
Die Stehübungen sind auch bei kompletter Lähmung außerordentlich wichtig, da ein Kreislauftraining bei der unfallbedingten Dysregulation von großer Bedeutung ist.

Auch bei operativ nicht stabilisierten Brüchen der Rumpfwirbelsäule ist eine Frühmobilisation möglich bei Anwendung des Selbstfahrliegewagens, wobei in der Bauchlage und bei aktiver Betätigung der Arme bei der Fortbewegung auch ein Aufrichteeffekt auf die Kompressionsfraktur zu beobachten ist.

Aufbauphase

Der Übergang aus der Frischverletztenphase in die Aufbauphase ist fließend. Durch geeignete Stabilisierungsmaßnahmen läßt sich die relativ inaktive Frischverletztenphase abkürzen. In der Aufbauphase werden die verbliebenen Fähigkeiten des Verletzten soweit trainiert, daß er lernt, seine Ausfälle zu kompensieren.

Mobilität

Der Verlust der Mobilität beeindruckt den Frischverletzten zunächst am meisten. Die Wiederherstellung einer Fortbewegung nach eigenem Willen ist deshalb ein hohes Ziel. Bei kompletten Lähmungen wird eine Fortbewegung nur über einen Rollstuhl möglich sein, wobei der Auswahl des geeigneten Rollstuhles eine große Bedeutung beigemessen werden muß, entsprechend der Läsionshöhe. Die Auswahl des geeigneten Rollstuhles kann deshalb nur mit besonderen Sachkenntnissen erfolgen und muß sehr individuell abgestimmt sein, so daß eine standardisierte Verordnung nicht möglich ist. Durch intensives Training muß ein Paraplegiker soweit aufgeschult werden, daß er im Rollstuhl auch kleinere Hindernisse selbständig überwinden kann. Ein wendiger Rollstuhl mit Greifreifen ist für Paraplegiker und tief Halsmarkgelähmte das geeignete Fortbewegungsmittel.
Die Wiederherstellung der eigenständigen Bewegungsmöglichkeit ist bei höheren Halsmarklähmungen jedoch außerordentlich schwierig, da die Armkraft soweit herabgesetzt ist, daß die Kraft zur Fortbewegung eines mechanischen Rollstuhles dann nicht mehr ausreicht. Eine ausreichende Fortbewegung ist dann nur noch mit einem elektromotorisch gesteuerten Rollstuhl möglich, wobei auch bei sehr schwachen verbliebenen Bewegungsmöglichkeiten durch geeignete mechanische Unterstützung noch eine Steuerung vom Arm aus erfolgen kann, bei Lähmungen um C4 jedoch alle aktiven Bewegungen des Armes erloschen sind, so daß nur noch eine Steuerung über Kinn und Mund erfolgen kann.
Voraussetzung für die Wiedererlangung einer ausreichenden Sitzbalance ist ein intensives Training auf der Matte außerhalb des Rollstuhles, um eine ausreichende Kräftigung der Rumpfmuskulatur zu erzielen und bei Übungen unter Spiegelkontrolle die Entwicklung eines neuen Positionsgefühls für den

Querschnittgelähmten zu ermöglichen. Dies ist wegen der fehlenden Sensibilität im gelähmten Bereich eine außerordentlich schwierige Aufgabe.
Auch der komplett gelähmte Paraplegiker kann zwar mit Hilfe von kniegelenkstabilisierenden Schienen und Unterarmgehstützen einen Gang in Form eines Zuschwung-, Durchschwung- oder Vierpunkteganges erlernen, dies erfordert jedoch einen so erheblichen Kraftaufwand, daß die meisten vollständig Gelähmten auf diese Art der Fortbewegung verzichten.
Trotzdem kommt den Gehübungen mit Schienenstabilisierungen ein erheblicher Übungseffekt zu, so daß nicht darauf verzichtet werden sollte.
Unvollständig Gelähmte oder tiefer Lendenmarkgelähmte können jedoch durchaus funktionelle Gangbilder erlernen und damit von der Benutzung eines Rollstuhles weitgehend unabhängig werden.
Rollstuhlabhängige können nur in seltenen Ausnahmefällen öffentliche Verkehrsmittel benutzen, weshalb sie zur Erweiterung ihres Bewegungsraumes unbedingt eines angepaßten Pkw bedürfen. Erforderlich ist in der Regel ein automatikgetriebenes Kraftfahrzeug mit Umstellung von Betriebsbremse und Gas auf Handbetrieb durch entsprechende Zusatzgeräte, die leicht zu installieren sind. Auch Halsmarkgelähmte, die über eine freie Schultergelenksfunktion sowie eine kräftige Beugefähigkeit im Ellenbogengelenk und bei der Unterarmdrehung sowie Streckfähigkeit im Handgelenk verfügen, können mit entsprechenden Zusatzgeräten die Benutzung eines Kraftfahrzeuges wiedererlernen.
Durch entsprechendes Training können Paraplegiker soweit selbständig gemacht werden, daß sie ein Kraftfahrzeug auch ohne fremde Hilfe aufsuchen und verlassen können und den Rollstuhl selbst versorgen.

Selbsthilfe

Jeder Rückenmarkverletzte, der über eine ausreichende Armkraft verfügt, muß lernen, sich ohne fremde Hilfe in den Verrichtungen des täglichen Lebens weitgehend selbst zu versorgen. Er muß lernen, sich ohne fremde Hilfe vom Bett in den Rollstuhl und umgekehrt zu bewegen, ebenso beim Transfer vom Rollstuhl auf die Toilette und umgekehrt.
Ebenso ist es notwendig, daß er das selbständige An- und Auskleiden erlernt, sowohl im Bett als auch im Rollstuhl. Paraplegiker können dabei vollständige Selbständigkeit erreichen, während Halsmarkgelähmte auf mindestens teilweise Fremdhilfe häufig nicht verzichten können.
Der Halsmarkgelähmte ist beim An- und Auskleiden häufig auf die Benutzung eines elektromotorisch durch ihn selbst zu verstellendes Bett angewiesen.
Auch die Durchführung der Körperpflege ist für den Halsmarkgelähmten mit fehlender Greiffunktion der Finger häufig nur durch die Benutzung kleinerer

Hilfsmittel möglich, die individuell durch die Ergotherapeuten angefertigt werden müssen. Hiermit ist jedoch zumindest die kleine Körperpflege mit selbständigem Zähneputzen, Waschen des Oberkörpers und das Rasieren mit Elektrorasierer durchführbar.
Ist die eigentätige Beweglichkeit der Armgelenke beim Tetraplegiker sehr schwach, hat sich im Training der Hilfsarm bewährt, da durch austarierte Aufhängung der Arme im Gerät auch minimale Kraft zu effektiven Bewegungswegen umgesetzt werden kann.
Durch ein Angebot gestalterischer Arbeiten können die Ergotherapeuten die Bewegungskoordination insbesondere des Tetraplegikers funktionell fördern und effektiv gestalten, so daß selbst komplizierte Bewegungsabläufe eingeübt werden können. Hierzu ist durchaus auch das vielgeschmähte Korbflechten geeignet als auch das Sägen mit angewickelter Säge. Ein hochgestellter Webstuhl kann Schultergelenksbewegungen effektiver gestalten, Tonarbeiten sind besonders geeignet zur Verbesserung der Fingerkoordination.
Besonders für den Halsmarkgelähmten ist auch eine Wiederherstellung der Kommunikation mit der Außenwelt erforderlich. Auch der Halsmarkgelähmte mit vollem Ausfall der Fingerfunktionen muß lernen, ein Telefon selbst wieder zu benutzen, notfalls durch entsprechende technische Adaptation mit Tasten oder einer Freisprechanlage. Ebenso wichtig ist jedoch die Wiederherstellung von Schreibfähigkeit, wobei bei der Tetraplegie häufig zumindest vorübergehend die Versorgung mit individuell angepaßten Schreibhilfen erforderlich ist. Eine elektrische Schreibmaschine kann mit Hilfe von speziellen Tipphilfen bedient werden. Auch bei völlig fehlender Armfunktion ist noch Schreiben mit Hilfe einer elektronisch gesteuerten Schreibmaschine mit aufwendigen Zusatzgeräten möglich oder mit einem Mundstab.

Blase und Mastdarm

In der Phase des spinalen Schocks liegt eine Retentionsblase vor, die durch äußere Maßnahmen entleert werden muß, entweder durch die heute übliche Entleerung durch suprapubischen Stilettkatheter oder durch intermittierenden Katheterismus, wobei eine Entleerung bei einer Blasenfüllung von 500 ml bereits erfolgen muß, was einen 4- bis 6maligen intermittierenden Katheterismus erfordern würde. Erst nach Abklingen des spinalen Schocks nach ein bis drei Wochen ist die Aufnahme eines Blasentrainings durch Triggern (suprapubisches Beklopfen, Bestreichen der Oberschenkelinnenseiten, anale oder urethrale Reizung) möglich sowie Anwendung des Credéschen Handgriffes. Auch nach Erlernung eines ausreichenden Blasentrainings durch Reflexmechanismen ist bei Männern häufig die Versorgung mit einem Urinal nicht zu vermeiden.

Die Mastdarmentleerung erfolgt durch Darmerziehung ähnlich wie beim Anus-praeter-Patienten. Die Auslösung des Entleerungsreflexes erfolgt entweder durch digitale Dehnung oder durch Gabe von Zäpfchen.

Konsolidierungsphase

Auch der Übergang in die Konsolidierungsphase ist fließend. Mit zunehmender Erlernung der Selbsthilfefunktionen tritt auch eine zunehmende Verbesserung des Selbstwertes ein. Die Entlassung aus stationärer Behandlung wird vorbereitet durch Übungen in der Gruppe, sich außerhalb der beschützenden Sphäre des Zentrums zu bewegen. Wochenendbeurlaubungen in die Familie sind ein wichtiger integrierender Bestandteil der Rehabilitation, um auch die mit der weiteren Betreuung Befaßten in die völlig veränderte Situation einzugewöhnen. Je früher das Selbsthilfetraining aufgenommen werden konnte, um so eher wird diese Phase auch erreicht werden können.

Sport

Bereits während der Aufbauphase wird der Sport aus dem Rollstuhl heraus als wichtiges Rehabilitationsmittel betrieben. Daß Sport überhaupt vom Rollstuhl aus betrieben werden kann, geht auf eine der grundlegenden Ideen von *Ludwig Guttmann* für die aktive Reintegration von Querschnittgelähmten zurück.
Als Sportgerät steht der Rollstuhl im Vordergrund bei den Fahrdisziplinen, wobei heute auch Langstreckenfahrten bis hin zur Marathon-Strecke absolviert werden. Der Rollstuhlslalom bietet dabei Gelegenheit zur Übung von Geschicklichkeit und Exaktheit im Fahrstil. Vom frühestmöglichen Zeitpunkt an sind bereits Schwimmübungen möglich und notwendig, auch für Halsmarkgelähmte, die in Rückenstilen durchaus gut schwimmen können. Tischtennis kann von allen Querschnittgelähmten bis hin zu Halsmarklähmungen sub C5 betrieben werden. Speerwurf, Kugelstoßen und Diskuswerfen sind wichtige Übungen zur Verbesserung der Sitzbalance im Rollstuhl und zur Kräftigung der Oberkörpermuskulatur.
Ein hoher Übungseffekt kommt auch dem Rollstuhlfechten zu. Gewichtheben ist von einer Liegebank aus möglich.
Der bisher einzige Mannschaftssport vom Rollstuhl aus wird im Basketballspiel ausgeführt. Vergleichbare Ergebnisse erzielen Rollstuhlfahrer mit Nichtbehinderten bei Bogenschießwettbewerben. Der Rollstuhlsport hat sich heute soweit entwickelt, daß auch wettbewerbsmäßig Leistungssport betrieben wird, dem ein festes Regelwerk zugrunde liegt.

Soziale Reintegration

Grundbedingung für eine soziale Wiedereingliederung für den Rollstuhlfahrer ist das Vorhandensein einer rollstuhlgerechten Wohnung. Gefordert werden muß hierzu, daß die Wohnung ausreichend groß ist, daß der Behinderte sich in ihr im Rollstuhl bewegen kann und alle Räume ohne fremde Hilfe erreichbar sind. Unabdingbar ist, daß die Wohnung selbständig vom Rollstuhlfahrer aufgesucht und verlassen werden kann. Dies bedeutet nicht grundsätzlich, daß nur bereits rollstuhlgerecht konzipierte Wohnungen benutzt werden, in vielen Fällen ist auch eine andere Wohnung durch entsprechende Hilfen behinderungsgerecht zu adaptieren.

Durch die schrittweise Rehabilitation in einem geeigneten Zentrum soll der Rollstuhlfahrer in die Lage versetzt werden, sich auch innerhalb einer zunächst sich ablehnend verhaltenden Umwelt zu bewegen. Der Behinderte muß lernen, in einer nicht für ihn eingerichteten Gesellschaft zu leben, durch den Umgang mit den Behinderten muß jedoch auch die Gesellschaft lernen, sich mit ihren Behinderten auseinanderzusetzen.

Berufliche Reintegration

Endziel der klinischen Rehabilitation muß sein, daß der Behinderte in die Lage versetzt wird, auch beruflich wiedereingegliedert zu werden. Nach der Entlassung und einer häuslichen Stabilisierungsphase von zwei bis drei Monaten sollte der Querschnittgelähmte in der Lage sein, die Strapazen einer beruflichen Neuorientierung über sich ergehen zu lassen, da nur in den wenigsten Fällen eine Wiederaufnahme des alten Berufes möglich ist. Zahlreiche Berufe können heute vom Rollstuhl aus selbst vom Halsmarkgelähmten qualifiziert ausgeübt werden. In der Regel wird hierbei eine Umschulung in einem der Berufsförderungswerke erforderlich sein. Auch schulpflichtige Verletzte sollten möglichst in ihre alte Schule reintegriert werden, um der Behindertenghettosituation zu entfliehen. Dies ist auch in den meisten Fällen und bei entsprechender Zusammenarbeit aller betroffenen Stellen durchaus möglich.

Das Ziel der Rehabilitation ist dann erreicht, wenn sich der Behinderte trotz seiner verlorenen Fähigkeiten wieder in Gesellschaft und Beruf bewegen kann.

Literatur

1 Bedbrook, G.: The Care and Management of Spinal Cord Injuries (Springer, New York/Heidelberg/Berlin 1981).
2 Burke, D. C. und Murray, D. D.: Die Behandlung Rückenmarkverletzter (Springer, Berlin/Heidelberg/New York 1979).
3 Fallon, B.: So you're paralyzed. London: The Spinal Injuries Ass. 1975.
4 Ford, J. R. and Duckworth, B.: Physical Management for the Quadruplegic Patient (F. A. Davis Company, Philadelphia 1974).
5 Guttmann, L.: Prinzipien und Methoden der Behandlung und Rehabilitation von Rückenmarkverletzten. In: Kessel, Guttmann und Maurer, Neurotraumatologie mit Einschluß der Grenzgebiete, Bd. 2 (W. de Gruyter, München/Berlin/Wien 1971).
6 Guttmann, L.: Sport für Körperbehinderte (Urban und Schwarzenberg, München/Wien/Baltimore 1979).
7 Jochheim, K. A. und Scholz, I. F.: Rehabilitation. Bd. 1–3 (G. Thieme, Stuttgart 1975).
8 Meinecke, F. W.: Verletzungen der Wirbelsäule und des Rückenmarks. In: Baumgartl, Kremer und Schreiber, Spezielle Chirurgie für die Praxis, Bd. III/2 (G. Thieme, Stuttgart 1980).
9 Paeslack, V. und Schlüter, H.: Physiotherapie in der Rehabilitation Querschnittgelähmter (Springer, Berlin/Heidelberg/New York 1980).
10 Rolf, G. und Witt, H.: Der klinische Sport in der Rehabilitation Querschnittgelähmter (W. Kohlhammer, Stuttgart/Berlin/Köln/Mainz 1972).
11 Stock, D.: Die Rehabilitation traumatisch Querschnittgelähmter (Bibliomed, Melsungen 1980).
12 Sturm, E.: Rehabilitation von Querschnittgelähmten. Eine medizinpsychologische Studie (H. Huber, Bern/Stuttgart/Wien 1979).

Spätergebnisse nach chirurgischer Behandlung zervikaler Traumen

F. Rauhut

Ausgehend von der 1977 erstellten Gemeinschaftsstudie über die operative Therapie zervikaler Traumen (4) untersuchten wir 42 Fälle der Jahre 1978 bis Anfang 1983. Die damalige Studie umfaßte 283 Patienten, wobei die Essener neurochirurgische Klinik mit 99 Patienten den größten Anteil beisteuerte.

Die unteren Zervikalsegmente waren von Verletzungen am häufigsten betroffen, dabei fand sich ein Maximum mit 36,3% in Höhe C 5/6 (Abbildung 1). Bemerkenswert ist weiterhin, daß sich im Vergleich zu der erwähnten Gemeinschaftsstudie die operativ behandelten Verletzungen der Segmente C 1/2 innerhalb der letzten fünf Jahre verdreifacht haben und daß bei Kindern die Segmente C1 bis C4 bevorzugt betroffen waren. In zirka 51% unserer operierten Patienten bestanden knöcherne Verletzungen der HWS-Segmente, wobei der Anteil diskogener oder ligamentärer Verletzungen mit 49% in ähnlichem Umfang nachweisbar war (3, 6).

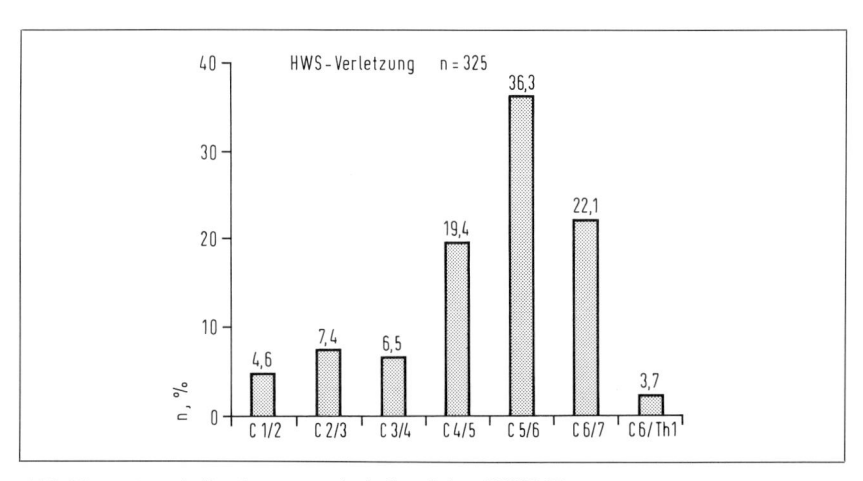

Abbildung 1. Lokalisation operativ behandelter HWS-Traumen.

In der Mehrzahl der Fälle (80%) konnte die HWS-Stabilisierung durch eine ventrale oder dorsale Fixierung erreicht werden, dabei wurde eine Wirbelkörperfusion mittels PMMA-Dübel am häufigsten durchgeführt (2, 5, 6). Bei 20% unserer Patienten waren kombinierte ventrale oder dorsale fixierende und dekomprimierende OP-Verfahren notwendig. Während bis 1980 diese kombinierten Methoden nur in 9% der Fälle angewandt wurden, ist ihr Anteil innerhalb der letzten drei Jahre auf 28% angestiegen.

Tabelle I. Einteilung der HWS-Verletzungen nach klinischen Kriterien.

Grad	Neurologischer Status
I	normal
II	radikuläre Ausfälle
III a	inkompletter Querschnitt, gehfähig
III b	inkompletter Querschnitt, gehunfähig
IV	kompletter Querschnitt

Bei Behandlungsbeginn bestand bei 78 Patienten = 24% keine neurologische Symptomatik. Lediglich in drei Fällen kam es postoperativ zu radikulären Störungen bzw. einem inkompletten Querschnittssyndrom. In ⅓ der Fälle fanden sich präoperativ radikuläre Ausfälle, die sich postoperativ bei etwa der Hälfte der Patienten zurückbildeten; eine Verschlechterung des neurologischen Befundes wurde bei 3% dieser Patienten beobachtet. Posttraumatisch wies etwa ¼ aller Patienten ein inkomplettes Querschnittssyndrom auf, das in der Mehrzahl der Fälle bestehen blieb und sich nur in 25% der Fälle zurückbildete. Komplette Querschnittsbilder zeigten sich bei etwa ⅓ aller Patienten; dabei wurde eine postoperative Rückbildung bzw. Verbesserung des neurologischen Defizits nur in acht Fällen beobachtet (Abbildung 2a).

Moderne diagnostische Methoden sowie erweiterte OP-Verfahren veranlaßten uns, 42 operierte Patienten der Jahre 1978 bis 1983 getrennt zu untersuchen. Die Behandlungsergebnisse glichen jedoch dem bisher dargestellten Trend (Abbildung 2b).

Die Letalität betrug durchschnittlich 13%, stieg jedoch mit der Schwere der neurologischen Symptomatik und begleitender Risiken bis auf 43% an (Abbildung 3).
Anhand der Literatur konnte eine Überlegenheit der operativen gegenüber der konservativen Therapie im Hinblick auf die Verbesserung der neurologischen Situation nicht belegt werden (3, 4, 6).

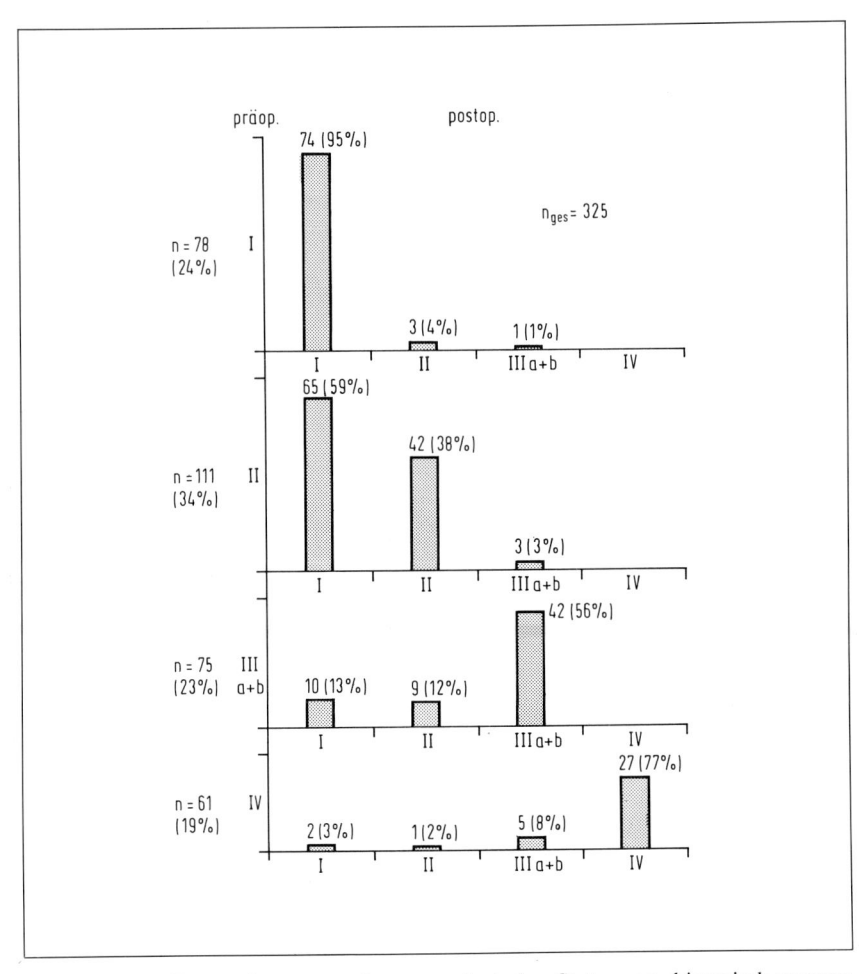

Abbildung 2a. Prä- und postoperativer neurologischer Status von chirurgisch versorgten HWS-Verletzungen (1977 bis 1983).

Nach den vorliegenden Untersuchungsergebnissen wird die Prognose der HWS-Verletzung

1. vom Ausmaß der primären neurologischen Störungen bestimmt, dabei ist
2. eine Läsion der Segmente C1 bis C4 prognostisch ungünstiger als Verletzungen distaler Segmente.

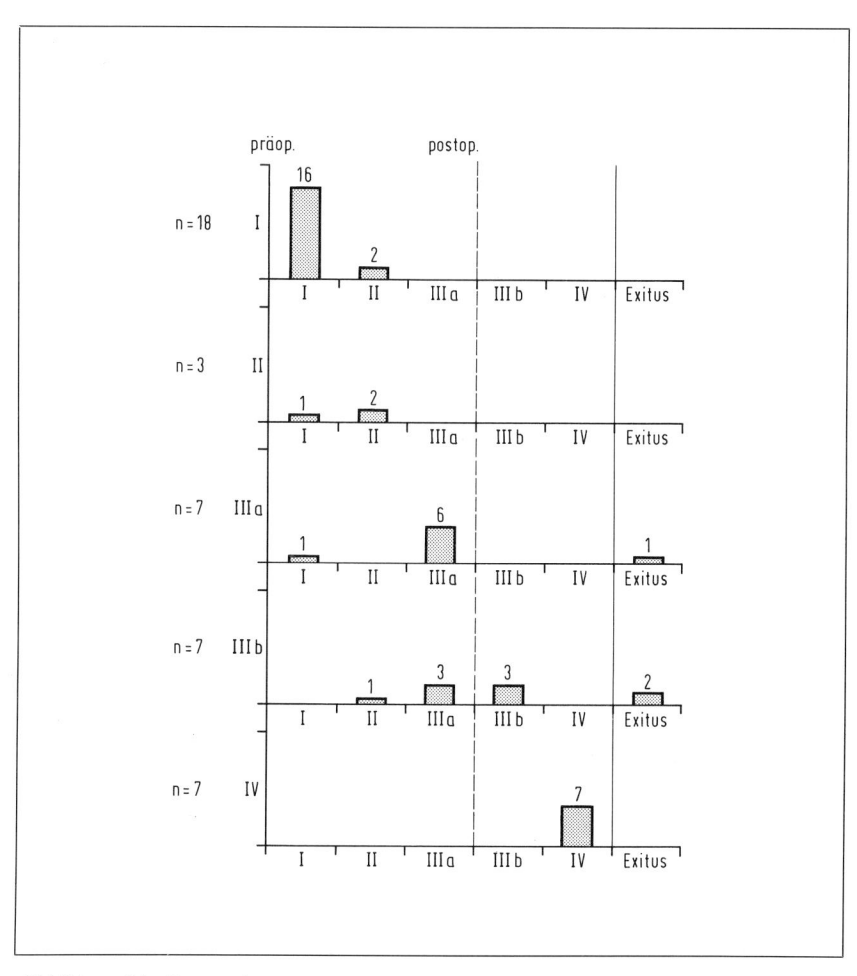

Abbildung 2b. Prä- und postoperativer neurologischer Status von chirurgisch versorgten HWS-Verletzungen (1978 bis 1983).

3. Zeigen radikuläre Schädigungen eine stärkere Rückbildungstendenz, als zentrale Ausfälle.
4. Bietet die rasche postoperative Stabilisierung der WS einen nicht zu unterschätzenden Vorteil, denn hierdurch wird die frühzeitige Mobilisierung des Patienten im Rahmen des Rehabilitationsprogrammes ermöglicht (1).

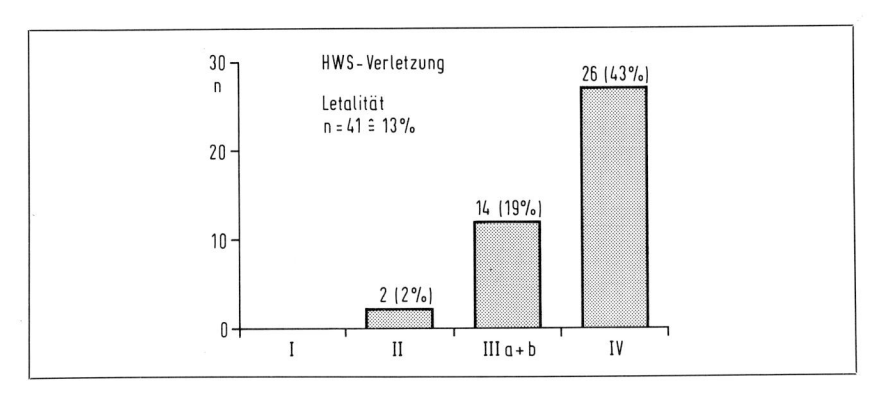

Abbildung 3. Letalität chirurgisch behandelter HWS-Traumen.

Literatur

1 Bötel, U.: Indikation und Technik des operativen Vorgehens bei der traumatischen Querschnittslähmung. Unfallheilk. *85:* 51–58 (1982).
2 Grote, W.; Bettag, W. und Wüllenweber, R.: Indikation, Technik und Ergebnisse zervikaler Fusionen. Acta Neurochir. *22:* 1–27 (1970).
3 Grote, W. und Roosen, K.: Operative Behandlung der HWS-Verletzungen. Hefte zur Unfallheilkunde *132:* 318–325 (1977).
4 Karimi-Nejad, A.; Frowein, R. A.; Roosen, K.; Grote, W. et al.: The Treatment of Fracture Dislocation of the Cervical Spine. Proc. IVth Int. Congr. Neur. Surg., Amsterdam – Oxford, p. 347–354 (Excerpta Medica 1977).
5 Roosen, K.: Experimentelle, klinische und radiologische Langzeituntersuchungen zum Ersatz zervikaler Bandscheiben durch Knochenzement (PMMA). Habil.-Schr., Essen (1979).
6 Roosen, K. and Grote, W.: Surgical treatment of cervical spine injuries – Prognostic aspects on operative procedure and timing. Adv. Neurosurg. *10:* 322–329 (1982).

Traumatologie peripherer Nerven

J. Liesegang

Häufigste Ursache von Läsionen peripherer Nerven sind offene Verletzungen, bei denen meist eine vollständige oder teilweise Kontinuitätsunterbrechung besteht. Bei stumpfen Verletzungen kann es zu einer Kontusion von Nerven kommen; eine Schädigung kann aber auch durch Einblutung, Druck eines Hämatoms oder bei Frakturen mit stärkerer Dislokation durch eine Einklemmung oder Überdehnung verursacht werden. Reine Traktionsschäden finden sich fast nur am Armplexus, oft begleitet von Wurzelausrissen; gelegentlich sind sie auch beim N. peronaeus und N. ischiadicus nach Luxationen oder Luxationsfrakturen zu beobachten.

Sekundäre Nervenschäden können bedingt sein durch Zirkulationsstörungen nach Gefäßverletzungen, bei denen es gleichzeitig zu einer Kompression des Nervs als Folge einer Muskelischämie und Schwellung kommen kann – wie z. B. beim Tibialis-anterior-Syndrom.
Unfallspätfolgen an Nerven können ihre Ursache in einer Kompression durch Narbengewebe oder Kallusbildung haben, aber auch in einer vermehrten Zugbelastung, wie sie beim N. ulnaris nach Ellenbogengelenksverletzungen auftritt.
Bei offenen Wunden muß immer dann an eine Nervenschädigung gedacht werden, wenn sie im Verlauf eines peripheren Nervs liegen. Aber auch bei anderen Verletzungen – wie Prellungen, Luxationen oder Frakturen – sollte stets die Funktionstüchtigkeit von möglicherweise mitbetroffenen Nerven überprüft werden.
Die Angaben des Patienten über Art der Verletzung, den Zeitpunkt des Auftretens von Lähmungen oder Gefühlsstörungen können manchmal schon Hinweise geben, ob eine Durchtrennung oder stumpfe Verletzung eines Nervs vorliegt. Findet sich bei der Prüfung der Motorik eine Lähmung, ist auch an mögliche Sehnenverletzungen zu denken; auf der anderen Seite können Trickbewegungen eine Parese verschleiern und den Untersucher täuschen, wie es auch Innervationsanomalien, vor allem an der Hand, gelegentlich tun.

Bei älteren Nervenläsionen ist neben der klinisch-neurologischen Untersuchung die Elektromyographie bzw. Neurographie ein wichtiges Hilfsmittel, wenn keine Klarheit besteht, ob der Nerv in seiner Kontinuität intakt oder ganz bzw. teilweise durchtrennt ist.

Bei frischen Verletzungen mit einer Nervendurchtrennung hängt die Entscheidung, ob eine primäre oder verzögerte Nervennaht erfolgen soll, von der Art der Nervenverletzung und dem Umfang der Begleitverletzungen ab. Bei Schnittverletzungen mit glatter Wunde und scharfer Durchtrennung der Nerven ohne größeren Defekt bietet die primäre Nervennaht die besten Voraussetzungen für die Erholung der gestörten Funktionen. Auch bei ausgedehnteren Verletzungen sollte man, evtl. nach vorangegangener Gefäß- oder Sehnennaht, deshalb nicht zögern, einen defekten Nerven primär zu nähen, wenn bei sauberen Wundverhältnissen eine spannungsfreie Adaptation der Nervenenden möglich ist.

Bei ausgedehnten Weichteilquetschungen oder Gewebsdefekten, bei schmutzigen Wunden oder zerrissenen Nervenenden muß eine Sekundärnaht des durchtrennten Nerven erfolgen. Auch bei Schußverletzungen sollte man wegen meist ausgedehnter Trümmerzonen und der Gefahr einer Sekundärheilung auf eine primäre Nervennaht verzichten.

Der günstigste Zeitpunkt für eine verzögerte Nervennaht liegt etwa vier bis sechs Wochen nach dem Trauma, da dann die reaktiven Veränderungen im Wundbereich weitgehend abgeklungen sind und die Regenerationsaktivität der Nerven ein Maximum erreicht hat. Mit dem Eingriff muß aber immer gewartet werden, bis die Wunde abgeheilt ist, was bei großen Hautdefekten oder Knocheninfektionen sehr lange dauern kann.

Bei geschlossenen Nervenverletzungen bzw. bei Verletzungen mit erhaltener Kontinuität eines Nervs erhebt sich die Frage, ob und zu welchem Zeitpunkt eine operative Revision erfolgen muß. Wenn nicht eine baldige Rückbildung neurologischer Ausfälle die Erholung des geschädigten Nervs anzeigt, muß durch regelmäßige elektromyographische Kontrollen geprüft werden, ob es zu einer Regeneration kommt, die das EMG viel früher anzeigt als der neurologische Befund.

Da beim denervierten Muskel im Laufe der Zeit die Regenerationsfähigkeit sehr stark nachläßt und sechs Monate nach einer Nervenläsion in dem abhängigen Muskel nicht mehr mit der Wiederkehr einer brauchbaren motorischen Funktion bei Reinnervation zu rechnen ist, hängt die Entscheidung, bis wann man mit einer Nervenrevision zuwarten kann, vom Ort der Verletzung ab; denn wegen des nur langsamen Aussprossens verletzter Neurone von ca. 1 mm/Tag muß man die dazu notwendige Zeit mitberücksichtigen. Das bedeutet, daß man bei ausbleibender oder unzureichender Reinnervation bei distalen Verletzungen spätestens im 4. bis 5. Monat nach dem Ereignis, bei mehr proximal gelegenen nach zwei bis drei Monaten, die Operationsindikation stellen sollte.

Während also eine Operation zur Wiedergewinnung motorischer Ausfälle nur in einem begrenzten Zeitraum sinnvoll ist, kann eine Nervennaht, wenn es nur darum geht, eine sensible Funktion wiederherzustellen, noch nach Jahren erfolgreich sein. Da von den sensiblen Störungen aber lediglich ein Medianusausfall an der Hand eine funktionell bedeutende Behinderung darstellt, wird man nur selten aus diesen Gründen eine späte Nervennaht durchführen.

Eine dringliche Indikation zur operativen Revision besteht bei sekundär auftretenden posttraumatischen Nervenausfällen oder wenn eine bisher funktionell unbedeutende Regeneration eines Nervs zum Stillstand kommt.

Während man sich allgemein bei offenen Läsionen des Plexus brachialis nach den gleichen Kriterien richtet wie bei anderen Nervenverletzungen: Wenn irgend möglich, primäre Naht durchtrennter Plexusanteile, sonst aber verzögerte Versorgung nach vier bis sechs Wochen, besteht heute noch keine Einigkeit über das Vorgehen bei stumpfen Plexusverletzungen.

Die enttäuschenden Ergebnisse einer chirurgischen Therapie haben in der Vergangenheit zu einer vorwiegend konservativen Einstellung geführt. Eine Reihe von Veröffentlichungen in den letzten Jahren zeigt aber, daß bei Anwendung mikrochirurgischer Technik mit Neurolysen, Nervennähten, Transplantationen oder Nerventransfers bei den stumpfen Armplexusverletzungen doch in vielen Fällen eine bedeutsame Besserung motorischer und sensibler Ausfälle erreicht werden kann.

Auch wenn das Ergebnis solcher technisch und zeitlich sehr aufwendiger Operationen oft enttäuschend bleibt, scheint mir der Aufwand nach den mitgeteilten Ergebnissen gerade bei den meist jugendlichen Patienten doch gerechtfertigt zu sein, wenn die spontane Erholung ausbleibt; denn oft kann für diese Patienten schon eine geringe Besserung der Motorik oder der Sensibilität an Arm oder Hand einen beträchtlichen Funktionsgewinn bedeuten.

Bei der Primärversorgung glatter Schnittwunden kann bei sauberer Operationstechnik die klassische epineurale Nervennaht durchaus zufriedenstellende Resultate bringen, und die Ergebnisse sind in der Regel besser als bei jeder Spätoperation. Günstigere Erfolge erzielt man jedoch mit einer mikrochirurgischen Versorgung. Geringeres Operationstrauma, verminderte Gefahr epineuraler Narbenbildung durch Resektion des Epineuriums und verbesserte Chancen einer isomorphen Regeneration durch Adaptation identischer Faszikel sind die wesentlichen Gründe, wenn möglich, die Nerven auch primär unter dem Mikroskop zu nähen. Unabdingbare Voraussetzung ist die spannungsfreie Adaptation der Nervenenden, wobei man immer den Grundsatz beherzigen sollte, daß eine Primärnaht nicht durch zu weitgehende oder komplizierte Freilegung bzw. Mobilisation des verletzten Nervs erkauft werden darf.

Lassen sich die Stümpfe eines durchtrennten Nervs bei der primären Wundversorgung nur unter Spannung adaptieren, sollten die Nervenenden

durch Situationsnähte markiert und – soweit es ohne stärkeren Zug möglich ist – aneinandergebracht werden, um eine weitere Retraktion im Verlauf der Wundheilung zu verhindern.
Bei sekundären Nervennähten ist in der Regel davon auszugehen, daß nach Neuromresektion und Mobilisation der Nerven keine spannungsfreie Adaptation der Nervenenden möglich ist. Lediglich durch Verlagerung des N. ulnaris aus der Ellenbogenrinne läßt sich gelegentlich ein ausreichender Längengewinn für eine Direktnaht erzielen. Selten wird durch eine Verkürzungs- oder Umstellungsosteotomie in Verbindung mit Verlagerung und Mobilisierung eines Nervs einmal eine End-zu-End-Naht möglich. Ein solcher Eingriff sollte aber nur zur Korrektur knöcherner Verletzungsfolgen und nicht allein zur Erleichterung der Nervennaht vorgenommen werden.
Gelingt nach Neuromresektion und Mobilisation der Nerven eine spannungsfreie Adaptation der Nervenenden nicht, so wird eine interfaszikuläre Nerventransplantation notwendig. Auf die technischen Einzelheiten dieser Operation will ich nicht eingehen, möchte aber darauf hinweisen, daß die interfaszikulären Nähte an beiden Nervenstümpfen wenn möglich in gesundem Gewebe und nicht in der Narbe liegen sollten.
Bei kurzen Transplantaten bestehen, selbst wenn sie im Narbengewebe verlaufen, keine Bedenken hinsichtlich ihrer Ernährung. Ist es aber zugleich

Tabelle I.

Das Ergebnis einer Nervennaht hängt ab von:

Lebensalter
Ort der Verletzung am Nerven
Ausdehnung der Nervenverletzung
Begleitverletzungen
Operationstechnik
Zeitpunkt der Operation
Postoperative Störungen
Nachbehandlung

Tabelle II.

Nachbehandlung

passive \
      > Bewegungsübungen
aktive /
Lagerung/Schienung
Elektrotherapie
Kontrolluntersuchungen (neurologischer Befund/EMG)

mit einer Nervenverletzung zu einer ausgedehnten Narbenbildung gekommen, so ist bei Einbettung von längeren Nerventransplantaten in dieses Gewebe eine ausreichende Versorgung nicht sichergestellt. Hier kann man einmal die Transplantate in eine benachbarte, nicht geschädigte Muskelloge oder zwischen die Muskulatur und das Subkutangewebe verlegen. Bei knöchernen Begleitverletzungen sollten Transplantate nicht direkt auf dem Knochen liegen, wenn ihre Ernährung gewährleistet sein und die Gefahr einer Spätkompression durch Kallusbildung vermieden werden soll.

Das Ergebnis einer Nervennaht hängt von zahlreichen Faktoren ab; die wesentlichen Punkte sind in Tabelle I aufgeführt. Ganz entscheidend aber kommt es dabei auf die Nachbehandlung an (Tabelle II). Neben Krankengymnastik zur Beseitigung von Gelenkversteifungen und Kontrakturen ist die Intensität der aktiven Bewegungsübungen für das funktionelle Ergebnis ausschlaggebend.

Zur konsequenten Nachbehandlung gehören auch regelmäßige Kontrolluntersuchungen; denn bleibt die zeitgerechte Reinnervation nach einer Nervennaht aus oder kommt es zum Sistieren der Reinnervation mit funktionell unbefriedigendem Ergebnis, muß bei direkten Nervennähten an die Möglichkeit einer sekundären Nahtdehiszenz bzw. bei Transplantaten an eine Narbenbildung an der distalen Nahtstelle gedacht werden, die eine Regeneration behindert. In solchen Fällen kann man durch eine rechtzeitige Nachoperation dann häufig doch noch einen befriedigenden Erfolg erreichen.

Der Neurochirurg sollte aber auch daran denken, daß bei schlechten funktionellen Ergebnissen einer Nervennaht die Möglichkeit besteht, verlorengegangene Muskelfunktionen durch Muskelsehnenverpflanzungen, Umstellungsosteotomien, durch eine Gelenkversteifung oder Stabilisierung zu ersetzen oder auszugleichen. Solche Ersatzoperationen werden dann notwendig, wenn eine Wiederherstellung der Nervenkontinuität nicht möglich oder aus zeitlichen Gründen nicht mehr sinnvoll ist.

Sonst wartet man in der Regel nach chirurgischer Versorgung von Nervenverletzungen das Ergebnis der Reinnervation ab und mit der Indikationsstellung zu einem Korrektureingriff 1 bis 1½ Jahre, je nach Höhe der Läsion. Lediglich beim N. radialis wird von vielen Orthopäden wegen meist schlechter Ergebnisse bei Sekundärnähten dieses Nervs vielfach mit der Sekundärversorgung gleichzeitig eine Perthessche Operation durchgeführt, da selbst bei befriedigender Regeneration das funktionelle Ergebnis durch diesen Eingriff weiter verbessert wird.

Wenn auch – von Plexusläsionen einmal abgesehen – weitgehende Einigkeit über das optimale chirurgische Vorgehen bei Nervenverletzungen besteht, so kommt es doch leider oft zu Versäumnissen, die den Behandlungserfolg schmälern.

Während bei großen Wunden nur selten eine Nervenschädigung übersehen wird, werden z. B. häufig kleine Schnitt- oder Stichwunden versorgt, ohne daß die Patienten auf motorische oder sensible Ausfälle hin untersucht wurden, und damit die Chance einer Primärnaht verschenkt.

Nach Nervenverletzungen, die nicht primär versorgt wurden, wird häufig zu lange auf eine spontane Erholung gewartet und der günstigste Zeitpunkt für eine sekundäre Nervennaht oder Transplantation versäumt. Das gilt auch für die primären Nervennähte, bei denen sich infolge sekundärer Nahtdehiszenz keine befriedigende Reinnervation einstellt.

Weiter sind Versäumnisse bei der Nachbehandlung zu nennen. Zu oft noch bleiben Kontrakturen unbehandelt oder die Übungsbehandlung wird nur unzureichend durchgeführt.

Schließlich wird häufig nicht daran gedacht, daß bei bleibenden Nervenausfällen die Möglichkeit besteht, bei motorischen Störungen durch Ersatzoperationen die Gebrauchsfähigkeit der betroffenen Gliedmaßen zu verbessern.

Literatur

1 Hiebler, W.: Zeitpunkt, Technik und Ergebnisse von Ersatzoperationen bei irreparablen Radialisschäden. Handchirurgie *8:* 195–198 (1976).
2 Kline, D. G. and Judice, D. J.: Operative management of selected brachial plexus lesions. J. Neurosurg. *58:* 631–648 (1983).
3 Pfister, U.: Ersatzoperationen nach irreversiblen Nervenläsionen. Therapiewoche *27:* 7238–7246 (1977).
4 Ploncard, P. H.: A New Approach to the Intercosto-Brachial Anastomosis in the Treatment of Brachial Plexus Paralysis Due to Root Avulsion. Late Results. Acta Neurochir. *61:* 281–290 (1982).
5 Stevens, J. C.; Davis, D. H. and Mac Carthy, C. S.: A 32-Year Experience with the Surgical Treatment of Selected Brachial, Plexus Lesions with Emphasis on its Reconstruction.

Ergebnisse nach Nervenverletzungen

H. C. Nahser

Im Auswertungszeitraum 1976 bis 1982 wurden 326 Patienten wegen Nervenverletzungen und der Frage einer operativen Therapie in der Neurochirurgischen Universitätsklinik Essen vorgestellt. Davon wurden 186 operiert. Das Durchschnittsalter betrug 37,5 Jahre (4–78 Jahre).
Bei zwei Drittel der Patienten lag eine scharfe Nervenverletzung vor und bei einem Drittel eine stumpfe Verletzung. Die scharfe Verletzung hatte etwa zur Hälfte zu einer kompletten, zur anderen Hälfte zu einer inkompletten Durchtrennung eines oder mehrerer Nerven geführt.
Die scharfen Verletzungen entstanden zu einem Großteil durch häusliche Unfälle (35%) und Arbeitsunfälle (28%). Besonders hingewiesen werden soll auf den hohen Prozentsatz offensichtlich alkoholisierter Patienten (23%), ferner auf den Anteil derjenigen Patienten, die sich die Verletzung in Selbsttötungsabsicht beibrachten (10%).

Analysiert man den Zeitraum, der zwischen Verletzung und Vorstellung in unserer Klinik verging, so sieht man, daß 45% der Patienten direkt am Unfalltage vorgestellt wurden. Fast genauso häufig war die Vorstellung innerhalb der ersten zehn Tage nach dem Verletzungsereignis. Noch nach einem Jahr wurden 22 Patienten vorgestellt. Schlüsselt man nun nach den jeweils betroffenen verletzten Nerven auf (Tabelle I), so findet sich, daß N. medianus und N. ulnaris weitaus häufiger betroffen sind – besonders häufig an Unterarm und im Bereich des Handgelenkes – als die übrigen Armnerven. Für die Beinnerven ergibt sich, daß komplette scharfe Nervendurchtrennungen nur am Unterschenkel im Verlauf von N. fibularis und N. tibialis auftraten.
Insgesamt verzeichneten wir in unserem Krankengut vierzehn Mehrfachverletzungen von Nerven (Tabelle II), wobei die Kombination von N. medianus und N. ulnaris die häufigste war. Bei den operierten Patienten lag bei 37 zusätzlich eine Sehnenverletzung und bei 18 zusätzlich eine Gefäßverletzung vor. Eine Durchtrennung von Nerven, Gefäßen und Sehnen war im Bereich des Handgelenkes weitaus am häufigsten.

Tabelle I. Übersicht der in den Jahren 1976–1982 vorgestellten Nervenverletzungen.

Nerv	Verletzungsart		
	scharf		stumpf
	komplett	inkomplett	
N. axillaris		8	8
N. musculocutaneus	5	6	7
N. medianus			
Oberarm	2	4	
Unterarm	8	5	2
Hand	36	26	23
N. ulnaris			
Oberarm	5	2	5
Unterarm	42	10	17
N. radialis			
Oberarm	5	1	
Unterarm		3	7
N. ischiadicus		8	10
N. femoralis		16	8
N. peronaeus	9	2	17
N. tibialis	1	2	16

Tabelle II. Mehrfachverletzungen.

	n = 14
N. medianus + N. ulnaris	7
N. medianus + N. musculocutaneus	3
N. medianus + N. radialis	1
N. ulnaris + N. medianus + N. radialis	2
N. axillaris + N. radialis	1

Tabelle III. Resultate bei 86 Nachuntersuchten.

	Medianus	Radialis	Ulnaris	N. ischiad.	N. peron.
End-zu-End-Naht					
+/±	12	6	10		
−	2		2		
Interponate −5 cm					
+/±	12	2	15		
−	4		4		
Neurolyse					
+/±	4		5		2
−	1		2	2	1

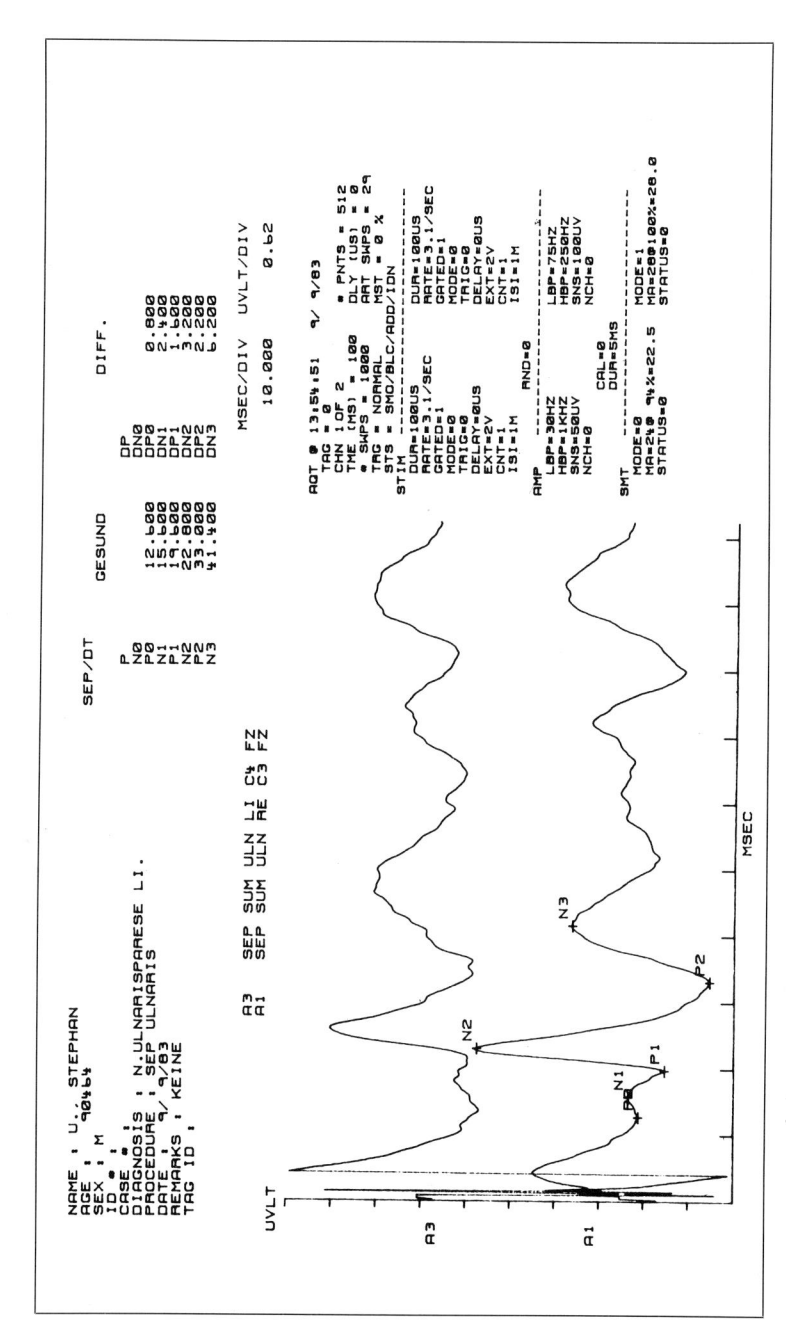

Abbildung 1. Kortikal abgeleitete somatosensorisch evozierte Potentiale (unten: normale Seite, oben verletzte Seite) zeigen bei Zustand nach N.-ulnaris-Naht bei klinischen Zeichen der Reinnervation eine Latenzverzögerung der pathologischen Seite.

In fast der Hälfte der operierten Fälle konnte eine interfaszikuläre End-zu-End-Naht durchgeführt werden. In 66 Fällen wurde die interfaszikuläre Naht mit Interponat von N. suralis notwendig. In 17 Fällen war keinerlei Rekonstruktion möglich, entweder aufgrund der zu großen überbrückenden Defektstrecke zwischen den Nervenstümpfen oder aber – und das vor allem bei längerem Zeitraum zwischen Verletzung und Operation – wegen der Nichtauffindbarkeit des distalen Nervenstumpfes.

An operativen Komplikationen beobachteten wir eine Wundinfektionsrate von weniger als 5%, eine Sudecksche Dystrophie trat in etwa 4%, insbesondere nach Medianus-Nähten, auf.

Von den wegen stumpfer Nervenverletzungen behandelten Patienten konnten 18 nachuntersucht werden. Ursache der Verletzungen war eine Fraktur in zehn Fällen, ansonsten iatrogene Ursachen wie Spateldruck, fehlerhafte Verplattung oder zu enge Verbände. Erwähnt sei besonders die Kombination von Nervenläsionen mit einem schweren Schädel-Hirn-Trauma in rund einem Drittel der Fälle. Aufgrund dieser Tatsache ist es vielleicht auch verständlich, daß bis zu viereinhalb Monate zwischen Verletzung und Vorstellung in unserer Klinik vergingen.

Den Ergebnissen der Nachuntersuchungen sei der Satz von *Röttgen* und *Wüllenweber* vorangestellt, daß zunächst immer wieder auffällt, daß die Verletzten nicht so zufrieden sind wie die Behandler. Dies mag zum einen bedingt sein durch bestimmte Milieufaktoren, die schon in die Ätiologie der Verletzung eingingen, zum anderen dadurch, daß wenige objektive Parameter zur Deutung des Operationsergebnisses zur Verfügung stehen. Bei den insgesamt 86 nachuntersuchten Nervenverletzungen (Tabelle III) war doch im überwiegenden Anteil ein guter oder zufriedenstellender Behandlungserfolg bei den interfaszikulären End-zu-End-Nähten zu verzeichnen, ebenso auch bei den interfaszikulären Nähten mit Suralis-Interponat bis zu 5 cm Länge.

Eine Möglichkeit der objektiven Verlaufskontrolle ist vielleicht durch die Ableitung sensibler evozierter Potentiale gegeben. Wir haben bisher neun Nervennähte auf diese Weise nachuntersuchen können. In der Abbildung 1 sieht man bei einem jungen Patienten mit traumatischer Ulnaris-Parese nach einem Schulunfall und interfaszikulärer End-zu-End-Naht ein Jahr nach der Operation eine kortikale Reizantwort, die jedoch deutlich verspätet gegenüber der Gegenseite nach Stimulation des operierten Nervs auftritt.

Abschließend möchten wir noch einmal hervorheben, daß zwar adäquate Nahttechniken und operative Möglichkeiten zur Verfügung stehen, diese jedoch genutzt werden sollten durch eine rasche Zuweisung der Patienten, damit der Therapieerfolg weiter verbessert werden kann, durch eine rasche Operation und eine konsequente Nachbehandlung des Patienten.

Literatur beim Verfasser.